NEUE ALLGEMEINMEDIZIN

Methodik

Herausgegeben von M. Köhle

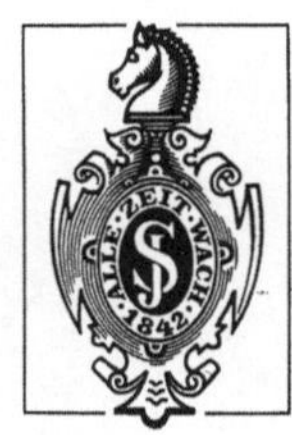

J.Th.M. van Eijk   J.W.Gubbels

Forschungsmethodik und Allgemeinmedizin

Eine Einführung in die
methodischen und statistischen Grundlagen
wissenschaftlicher Untersuchungen

Übersetzt aus dem Niederländischen von K.-J. Dreibholz
unter Mitwirkung von R. Mölders-Kober

Mit 18 Abbildungen und 22 Tabellen

Springer-Verlag
Berlin Heidelberg New York
London Paris Tokyo

Reihenherausgeber
Dr. Michael Köhle
Lehrbeauftragter für Allgemeinmedizin an der Universität Göttingen
Institut für Forschung und Methodik in der Allgemeinmedizin
Georgenstraße 5, D-8000 München 40

Autoren
Dr. J. Th. M. van Eijk
Universitätsinstitut für Allgemeinmedizin
an der Katholischen Universität Nimwegen
Verlengte Groenestraat 75, NL-6500 HB Nijmegen

J. W. Gubbels
Sirdemalaan 33, NL-5361 JX Grave

Übersetzer
Dr. med. K.-J. Dreibholz
Hermann-Löns-Straße 5, D-3030 Walsrode 1

Titel der niederländischen Ausgabe:
Wetenschappelijk onderzoek in de huisartsgeneeskunde
© Nederlands Huisartsen Genootschap,
Burg. Reigerstraat 87, NL-3508 SB Utrecht, 2. Auflage, 1987

Fortführung der Reihe: „Methodik in der Allgemeinmedizin"

ISBN-13:978-3-540-19304-3   e-ISBN-13:978-3-642-73735-0
DOI: 10.1007/978-3-642-73735-0

CIP-Titelaufnahme der Deutschen Bibliothek.
Eijk, Jacobus Th. M. van: Forschungsmethodik und Allgemeinmedizin : e. Einf. in d.
method. u. statist. Grundlagen wiss. Untersuchungen / J. Th. M. van Eijk ; J. W. Gubbels.
Übers. aus d. Niederländ. von K.-J. Dreibholz unter Mitw. von R. Mölders-Kober. – Berlin ;
Heidelberg ; New York ; London ; Paris ; Tokyo : Springer, 1988
(Neue Allgemein-Medizin : Methodik)
Einheitssacht.: Wetenschappelijk onderzoek in de huisartsgeneeskunde ⟨dt.⟩
ISBN-13:978-3-540-19304-3

NE: Gubbels, Johannes W.:

Gesamtherstellung: Appl, Wemding. 2119/3140-543210 · Gedruckt auf säurefreiem Papier

„Research in family practice is at an embryonic stage. The horizons for useful research are wide, and basic research tools are now generally available. The quality and energy of this research are vital to the more precise definition of the academic discipline of family medicine and to the continued development of the speciality of family practice. The challenge now at hand is to raise the priority for research and to integrate active research efforts into teaching and patient care."

(John P. Geyman, M. D., in:
Journal of family practice, 7/1: 51 f., 1978)

Vorwort zur zweiten niederländischen Auflage

Im Jahre 1973 kam Bruins in einem Artikel in Huisarts en Wetenschap zu dem Schluß, daß „die These, als Universitätsabsolvent
müsse jeder Hausarzt selbst wissenschaftlich arbeiten können, not-
gedrungen fallengelassen werden müsse. Auszunehmen seien diejе-
nigen Hausärzte, die sich gründlich mit der Methodik wissenschaftlicher Forschung vertraut gemacht haben" [5].

Das ist leichter gesagt als getan. Während eines im gleichen Jahr
abgehaltenen Workshops „Hausarzt und wissenschaftliche Forschung" wurde deutlich, daß für den Hausarzt ebensowenig eine
Methodik existiert wie ein Paradigma für die Allgemeinmedizin.
Vercruijsse folgerte daraus, daß das Studium sozialwissenschaftlicher Theorien für die Forschung in der Allgemeinpraxis einen besseren Leitfaden liefere als die Suche nach einer eigenen allgemeinmedizinischen Wissenschaft [10].

Als Antwort darauf organisierten die am Niederländischen Institut für Allgemeinmedizin (NHI) tätigen Soziologen J. van der Zee
und J. P. Dopheide im Jahre 1974 einen Kurs über Methodik. Die
10 teilnehmenden Hausärzte hatten viel zu lernen. Doch war dieser
Kurs zu sehr vom sozialwissenschaftlichen Hintergrund der Kurs-
leiter geprägt, um wirklich die allgemeinärztlichen Bedürfnisse
befriedigen zu können.

Im Jahre 1979 nahmen einige Mitglieder der Arbeitsgruppe wissenschaftliche Forschung (CWO) der NHG an einem Kurs von
Wulff und Anderson in London teil, der sein Hauptaugenmerk auf
die Anwendung statistischer Methoden und Techniken in der
Medizin richtete. Eine der Lehren dieses Kurses bestand darin,
daß es in der Tat möglich ist, allgemeine methodische Grundlagen
in eine dem Hausarzt zugängliche Form zu übertragen.

Ebenfalls 1979 veröffentlichte Gordon im amerikanischen Journal of Family Practice eine Handlungsanleitung, in der der Entwurf einer wissenschaftlichen Untersuchung in der Allgemeinpraxis Schritt für Schritt erläutert wurde. Van Eijk hat diese Anleitung
übersetzt und bearbeitet, die Praxis ergab jedoch, daß bei dem Entwurf Gordons sehr viele Kenntnisse vorausgesetzt wurden.

Gleichzeitig organisierte eine Arbeitsgruppe der NHG, nämlich
die CWO, einen Kurs über wissenschaftliche Forschung. Die Zeit
schien reif, selbst zu beginnen. Die festen Mitarbeiter der CWO,

ein Methodiker und ein Statistiker, wurden aufgefordert, eine Übersicht über die methodischen Fragen zu erstellen, die nach ihrer Meinung für den interessierten Hausarzt relevant seien. Damals waren beide schon länger als 5 Jahre bei der CWO tätig und hatten Erfahrungen auf dem Gebiet wissenschaftlicher Forschung in der Allgemeinmedizin.

Die Mitglieder der CWO haben die schriftlichen Expertisen der Autoren kommentiert: Diese ersten Ansätze unterlagen der gleichen Kritik wie seinerzeit der Kurs des NHI. Die Hausärzte hatten viel Mühe, sich in dem gebotenen Faktenwissen wiederzuerkennen. Dafür gibt es verschiedene Gründe.

Auf dem Workshop 1973 meinte Philipsen, daß die Struktur des hausärztlichen Berufs – ein Problem hier und jetzt zu lösen – zu einer gewissen „Frontmentalität" Anlaß gibt, die sich für das abstrakte Niveau, auf dem sich die Forschung bewegt, kaum eignet [19]. Es ist nicht unwahrscheinlich, daß dergleichen tatsächlich eine Rolle spielt. Man sollte diesen Umstand dann als gegeben hinnehmen.

Zum zweiten kamen die Mitglieder der CWO und ihre Fachberater zu dem Schluß, daß der erste Versuch noch zu sehr auf die Bedürfnisse sozialwissenschaftlicher Forschung ausgerichtet war. Dies führte zum Austausch der angeführten Beispiele und – soweit möglich – auch der Begriffe.

Ein drittes Hindernis bildete die absolute Unkenntnis der zentralen Begriffe methodischen Denkens bei den meisten Hausärzten. Daraus erwuchs die Gefahr, daß dieses „Lehrbuch" reine Theorie blieb und keine Brücke zur Praxis wissenschaftlicher Untersuchungen geschlagen wurde.

Die CWO hat versucht, auf zweierlei Weise eine Verbindung von Theorie und Praxis zustande zu bringen. An erster Stelle hat sie einen Kurs „kritisches Lesen" entwickelt, für den es inzwischen eine „Anleitung" gibt. Anhand des „kritischen Lesens" von Forschungsberichten, vorzugsweise in Zeitschriften, wurden die wichtigsten methodischen Begriffe systematisch zur Diskussion gestellt. In zweiter Linie arbeiten wir z.Z. an einer Reihe von Übungsaufgaben, die auf dem in diesem Band behandelten Stoff basieren. Ende 1985 wurde dieser letzte Teil in erster Auflage veröffentlicht.

Außer den Autoren waren noch 14 Hausärzte mit der Erstellung dieses Buches befaßt: A.J.P. Boeke, A.W.Chavannes, N.P.van Duijn, A.Fass, R.Gaymans, J.de Haan, S.van der Kooij, W.G.van Loenen, J.S.Meijer, W.A.Meyboom, D.Post, J.W.van Ree, G.E.H.M.Rutten und S.Thomas. Alle sind oder waren Mitglied der Arbeitsgruppe wissenschaftliche Forschung (CWO) der Niederländischen Gesellschaft für Allgemeinmedizin (NHG). E.Hofmans besorgte die Schlußredaktion und fügte ein Kapitel über die Berichterstattung hinzu. Die vor Ihnen liegende zweite Auflage weicht in der Substanz nicht von der ersten Auflage ab; sie enthält aber einige Änderungen im Aufbau und in der Didaktik. Wir hoffen, daß dadurch die Brauchbarkeit gegenüber der ersten Auflage verbessert werden konnte.

W. A. Meyboom

Vorwort zur deutschen Ausgabe

Mit diesem Buch wird zum ersten Mal eine Anleitung in deutscher Sprache für wissenschaftliches Arbeiten in der Allgemeinmedizin vorgelegt, in der die Anwendung der in der Medizin allgemein verbindlichen Forschungsmethodik an allgemeinmedizinischen Beispielen dargestellt wird. Damit ist es den Autoren gelungen, die notwendigen abstrakten und theoretischen wissenschaftlichen Grundsätze auch für Untersuchungen in der lebendigen allgemeinärztlichen Wirklichkeit zugänglich zu machen.

Das Manuskript zu diesem Buch wurde von erfahrenen Hausärzten und Forschungsmethodikern unter der Schirmherrschaft der Niederländischen Gesellschaft für Allgemeinmedizin erarbeitet und fortgeschrieben. Es ist in Holland Grundlage für die Durchführung von wissenschaftlichen Untersuchungen in unserem Fach.

Daß nun eine deutsche Übersetzung dieses Buches erscheinen kann, ist mehreren glücklichen Umständen zu verdanken: Zum einen waren dafür die freundschaftlichen Beziehungen zwischen den forschenden Hausärzten beider Länder notwendig, die auf den Kongressen der Internationalen Gesellschaft für Allgemeinmedizin gewachsen sind, zum anderen waren die bei Herrn Kollegen Dreibholz in seiner Person vereinigten fachlichen und sprachlichen Fähigkeiten die Grundvoraussetzungen für das Gelingen der Übersetzung. Für diese mühevolle Arbeit möchte ich ihm sehr danken. Frau Mölders-Kober und Frau Schach gilt der Dank für die kritische Durchsicht des deutschen Manuskriptes. Besonderer Dank gebührt Herrn Kollegen Graf-Baumann vom Springer-Verlag, der nicht zögerte, mit der Drucklegung einen weiteren Beitrag zur Entwicklung des jungen wissenschaftlichen Gebietes Allgemeinmedizin zu leisten.

Dieses Buch soll dazu beitragen, daß Untersuchungen in der Allgemeinmedizin nach den Prinzipien wissenschaftlichen Arbeitens in der Medizin durchgeführt werden. Es soll den kreativen Ideenreichtum hausärztlicher Forscher nicht einengen, sondern helfen, daß aus den Ideen auch Fragestellungen, „Drehbücher", Datenerhebungen, statistische Auswertungen und Publikationen entstehen. Aus der natürlichen Neugierde kann so die von Eckhart Kuenssberg oft zitierte „organised curiosity" entstehen.

München, im August 1988   Michael Köhle

Inhaltsverzeichnis

V   Praktische Richtlinien/Berichterstattung

Warum ein Buch über wissenschaftliche Forschung? Es gibt ja schließlich genug Handbücher.

Das ist sicher richtig. Trotzdem sprechen einige Argumente für die Herausgabe dieses Buches.

Erstens gibt es nur wenige grundlegende Publikationen über die Forschungsmethodik, die auf allgemeinärztliche Belange zugeschnitten sind. Weiter ist in der Literatur der Zusammenhang zwischen Methodik, statistischen und ärztlich-inhaltlichen Aspekten nicht überzeugend dargestellt. Es fehlt eine Ausgangsbasis, von welcher aus die spezielleren Handbücher benutzt werden können. Hinsichtlich der Statistik bedeutet das, daß das vorliegende Buch vorzugsweise bei deren Anwendungsmöglichkeiten ansetzt, ohne daß tiefer auf die wissenschaftlichen Hintergründe eingegangen wird. Schließlich haben wir versucht, den Zusammenhang der einzelnen Phasen im Ablauf einer Forschungsstudie darzustellen. Forschung erfordert eine Art Simultandenken. Der erste Schritt einer Studie, der Entwurf der Fragestellung, ist bestimmend für die nachfolgenden Schritte. Das gleiche gilt für alle weiteren Schritte. Jede Entscheidung, die im Verlauf des Vorhabens getroffen wird, beeinflußt die nachfolgende.
Alles dies wird in den gängigen Handbüchern als bekannt vorausgesetzt. Sie gehen also von einem Wissensstand aus, der beim Anfänger nicht gegeben ist.
Der Akzent liegt in diesem Buch vorzugsweise auf Forschungsvorhaben, die eine bestimmte Frage mit Hilfe vieler Daten beantworten wollen. Hier bieten Statistik und Computer wertvolle Hilfen. Dies impliziert unter anderem, daß qualitative Studien wie Inhaltsanalysen, Fallstudien oder Evaluation kürzer behandelt werden. Ohne diese Art von Untersuchungen abwerten zu wollen, schien uns der qualitative Aspekt zu spezialisiert für eine grundlegende Einführung in das Thema.

Die Methodik qualitativer Forschungsarbeit ist nicht nur sehr komplex, sie ist darüber hinaus noch zu wenig systematisiert, so daß sehr viel der Kreativität des Untersuchers überlassen bleiben muß. Hierfür ist eine gründliche Erfahrung auf dem Gebiet wissenschaftlicher Untersuchung eine unabdingbare Voraussetzung. Ein anderer Grund liegt in der Tatsache, daß in der Medizin eben quantitative Studien deutlich überwiegen.

Ebenso widmen wir der Entwicklung des Untersuchungsinstrumentariums nur wenig Aufmerksamkeit, obwohl der künftige Forscher mit dem Problem der Zuverlässigkeit und Validität seines Meßinstrumentariums konfrontiert wird. Zwischen den Zeilen finden sich zahlreiche Ansätze zur Vertiefung der notwendigen Erkenntnisse. Trotzdem möchten wir dem unerfahrenen Untersucher raten, sich beim Entwurf seines Meßinstrumentariums des Rates von Experten zu bedienen.

Wir haben uns bemüht, den Stoff durch fachspezifische Beispiele anzureichern. Dabei haben wir uns meist am Kernpunkt allgemeinmedizinischer Forschung orientiert. So haben wir viele Beispiele den in der Allgemeinpraxis häufig vorkommenden Erkrankungen und Beschwerden entlehnt. Diese Praxisbeispiele haben darüber hinaus einen Bezug zur Tätigkeit des Hausarztes. Namentlich wo es sich um kausal-analytische Studien handelt, sind die Beispiele auf die Evaluation hausärztlichen Vorgehens ausgerichtet.

Der Zuschnitt des Buches erlaubt auch andere Nutzungsmöglichkeiten. So eröffnet der hier abgehandelte Stoff die Möglichkeit, den Wert der Forschungsliteratur besser beurteilen zu können. Dies ist sehr wichtig, einmal wegen des empirischen Charakters vieler Untersuchungen, aber auch wegen der kaum zu übersehenden Fülle von Informationen, die den praktizierenden Arzt erreicht.

Das bedeutet nicht, daß man nach der Lektüre unseres Buches imstande ist, selbständig eine Untersuchung durchzuführen; dies erfordert neben der nötigen kognitiven Anstrengung auch praktische Erfahrungen in der Durchführung wissenschaftlicher Forschungsarbeiten. Man kann aber Schwierigkeiten und die Stellen, an denen der Fortgang der Studie fachmännischen Rat erfordert, besser abschätzen.

Im ursprünglichen Entwurf hatte das Buch v.a. Hausärzte in der Peripherie, die sich für wissenschaftliche Forschung interessieren, als Zielgruppe. Die CWO erreichte häufig die Bitte um fachliche Beratung, woraus ein eindeutiger Bedarf an Fortbildung auf diesem Gebiet abzulesen war. Durch die Art und Weise des Zustandekommens eignet sich das Buch jedoch gleichzeitig auch zur Verwendung bei der Vermittlung der theoretischen Grundlagen während des Studiums und bei der Weiterbildung zum Allgemeinarzt.

Der Inhalt des Buches hat gewissermaßen einen empirischen Kreislauf durchgemacht. Es wurde so vorgegangen, daß der Text bis zu seiner endgültigen Festlegung laufend dem kritischen Urteil von auf dem Gebiet der Forschung erfahrenen Hausärzten unterzogen wurde. So wurde das Buch denn dreimal überarbeitet, wobei jedesmal terminologische Verbesserungen eingeführt wurden, um die Beispiele praxisnäher und den Text verständlicher zu machen. Es war unsere Absicht, ärztlich-inhaltliche, methodische und statistische Elemente zu einem Ganzen zu verweben.

Das bedeutet nicht der Weisheit letzten Schluß. Die Verfasser bleiben für kritische Anmerkungen offen.

1 Vom Problem zur Fragestellung

1 Fragestellung

1.1 Ein erster Gedanke

In der Allgemeinpraxis ergeben sich zahlreiche Situationen, die die Neugier des Hausarztes erregen. Mitunter erlebt er selbst eine bestimmte Situation als ein ausgesprochenes Problem.

Zum Beispiel: Viele Hausärzte haben während der Aus- und Weiterbildung gelernt, daß bei Kindern mit gehäuften Rachen- und Mittelohrinfekten die Tonsillektomie indiziert sei; wenn ein Hausarzt nun zufällig sieht, daß Luftweginfekte bei Kindern nach einer gewissen Zeit meist von allein abklingen, dann mag er sich fragen, ob all die Tonsillektomien nötig sind.

Eine solche Frage ergibt sich oft rein zufällig oder aus einer ärztlichen Erfahrung. Meist bleibt es dann bei einer vagen Vermutung oder einer Idee, die lediglich auf ein paar klinischen Beobachtungen beruhen. Es ist aber auch denkbar, daß der Arzt sich selbst beispielsweise fragt: „Wann ist bei Kindern eine Tonsillektomie indiziert?"

Einem anderen Hausarzt ist vielleicht aufgefallen, daß die Kollegen seines Bezirks über die Therapie bei einem bestimmten Krankheitsbild recht unterschiedliche Ansichten vertreten: Der eine verordnet bei Infekten Antibiotika, der andere geht rein symptomatisch vor, während ein dritter den natürlichen Verlauf abwartet. Der betreffende Hausarzt mag sich dann fragen, worauf diese Unterschiede eigentlich beruhen oder welches Vorgehen nun den Vorzug verdient.

Möglich wäre auch eine mehr theoretische Fragestellung: Der Hausarzt kann sich beispielsweise - anhand konkreter Kasuistik - fragen, welche Faktoren die Entstehung eines Diabetes mellitus bestimmen.

Allen 3 Beispielen gemeinsam ist, daß die primäre Frage noch vage und allgemein und nicht in einer Terminologie gehalten ist, die eine wissenschaftliche Erforschung erlaubt. Der Untersucher muß seine Frage so formulieren, daß sie mit Hilfe konkreter Beobachtungen oder Messungen zu beantworten ist. Vor allem der weniger geübte Forscher wird manchmal dazu neigen, anhand eines konkreten Falles einstweilen einen Fragebogen oder ein Untersuchungsschema zu entwerfen, um dann frohgemut loszulegen. Fast immer endet dieses Vorgehen mit einer Enttäuschung: Die Studie läuft sich sehr schnell fest oder - noch schlimmer - ergibt schließlich Befunde, die keinerlei Schlußfolgerungen erlauben.

Die Wichtigkeit einer gut fundierten Fragestellung ist kaum zu überschätzen. Sie ist Dreh- und Angelpunkt jeder wissenschaftlichen Arbeit - die Frage, um die sich alles andere dreht. Dieses Kapitel beschreibt die Anforderungen, denen eine wissenschaftliche Fragestellung genügen muß und wie sie erarbeitet werden kann.

Alle Schritte in diese Richtung laufen auf den Sinn und Zweck dieser Phase einer Studie hinaus, nämlich der Umsetzung des ursprünglich vagen und kaum definierten Problems in eine empirisch zugängliche Form.

1.2 Präzisierung der Frage

Nehmen wir an, der Hausarzt sei an einem Vergleich der Verordnungsgewohnheiten innerhalb seines Vertreterrings (Ring niedergelassener Allgemeinärzte, die wechselweise den Notdienst übernehmen) interessiert.

Eine solche Frage beinhaltet bei all ihrer Ungenauigkeit viele Ansatzmöglichkeiten für eine Untersuchung. Wenn der künftige Forscher nicht Gefahr laufen will, daß sich sein Projekt in zahlreichen Nebenfragen verliert, dann tut er gut daran, bei seiner allerersten konkreten Frage zu verweilen: Geht es um ein regelmäßig wiederkehrendes Problem bei der Vertretung, wobei sich bespielsweise ergeben hat, daß ein bestimmter Kollege bei Infekten viel häufiger Antibiotika verordnete als die übrigen? Oder wurde das Interesse gerade dadurch geweckt, daß der Untersucher zu wenig über die Verordnungsgewohnheiten seiner Kollegen wußte, so daß die gegenseitige Abstimmung bei der Medikation nicht optimal verlief?

Eine allgemeine Frage kann so zu zahlreichen Fragestellungen führen. Deshalb ist es wichtig, eine deutliche Grenze zwischen dem, was der Forscher seinem ursprünglichen Interesse nach untersuchen will und anderen Fragen, die wohl auch relevant sein können, die aber nicht den eigentlichen Anlaß für die Studie bildeten, zu ziehen. Es ist übrigens denkbar, daß sich im Verlauf dieser Entwicklung neue und wichtigere Fragen auftun. Die Auswahl bleibt selbstverständlich beim Untersucher. Nichtsdestoweniger besagt eine essentielle Grundregel, daß man nicht zu vieles gleichzeitig untersuchen kann. Darum ist es notwendig, eine allgemeine Frage in jedem Falle zu präzisieren. Wie dies in der Praxis ablaufen kann, soll an einem Beispiel erläutert werden.

Angenommen, das Interesse eines Hausarztes an dem Thema „Arzneimittelverordnung" sei durch die Beobachtung geweckt worden, daß seine Kollegen völlig andere Verordnungsgewohnheiten aufweisen als er selbst. Eine solche Beobachtung ist nicht möglich ohne den Bezug zu der behandelten Krankheit. Daraus ergibt sich, daß der Untersucher in diesem Fall seine Frage auf ein bestimmtes Krankheitsbild ausrichten kann. Geht es beispielsweise um akute Mittelohrentzündung bei Kindern, dann könnte die Frage der Studie folgendermaßen präzisiert werden: „Welche Unterschiede bestehen zwischen den Hausärzten eines Vertreterrings in der Medikation bei Otitis media im Kindesalter?"

Eine solche Fragestellung kann noch weiter konkretisiert werden. Es ist sinnvoll, insoweit den Umständen nachzugehen, die das Interesse an dem Thema geweckt haben. Fiel auf, daß der eine Hausarzt ein bestimmtes Medikament in viel größeren Mengen oder gerade auch in geringerer Menge verordnete (ging es also vorzugsweise um die Dosierung), oder spielte vielmehr eine Rolle, daß ein Hausarzt seiner Verordnungsweise ganz andere Indikationen zugrunde legte als andere Kollegen? Oder ging es nicht so sehr um die Indikationsstellung und

Dosierung, sondern um die Art der verordneten Medikamente? Möglicherweise verordnet der eine Hausarzt in bestimmten Fällen jedesmal Antibiotika, der andere Ohrentropfen.

In der Praxis scheint die Beschränkung der Fragestellung auf ein deutlich abgegrenztes Thema oft auf Schwierigkeiten zu stoßen. Früher oder später wird sich der Untersucher aber eindeutig entscheiden müssen. Sonst bleibt er bei neuen Fragen stecken, die immer wieder einen neuen Ansatz erforderlich machen.

Beim Entwurf der Fragestellung sollte man einen logischen Aufbau anstreben, bei dem jede Konkretisierung der Fragestellung aus der allgemeinen Fragestellung hervorgeht. Diese allgemeine Fragestellung nimmt auf das spezielle Interesse des Untersuchers Bezug und gründet sich auf eine als problematisch erfahrene Situation oder auf ein bestimmtes theoretisches Interesse.

Die endgültige Fragestellung der Studie könnte bei unserem Beispiel etwa lauten: „Bestehen zwischen den Mitgliedern eines Vertreterrings Unterschiede in der Antibiotikaverordnung (Indikation, Dosierung und Art des Antibiotikums) bei der Otitis media im Kindesalter?" Dabei wird die Verordnungsweise in erster Linie auf Antibiotika beschränkt. Die weitere Präzisierung ist die Wahl einer bestimmten Erkrankung, nämlich der Otitis media acuta. Weiter wird auf die Unterschiede der Indikationsstellung, die Dosierung und die Art des verordneten Medikaments geachtet.
In dem dargestellten Beispiel haben wir gezeigt, wie ein allgemeines Problem langsam, aber sicher konkretisiert wird. Mit jeder Konkretisierung entscheidet der Untersucher real darüber, welches Problem letztlich für die Untersuchung in Betracht kommt.

In der Praxis wird es ebenfalls häufig vorkommen, daß der Forscher gerade mit einem sehr speziellen Problem beginnt. Der Anlaß zum Formulieren einer Fragestellung liegt jedoch oft in der täglichen Praxis. Die Feststellung, daß einige Kollegen eines Vertreterrings bei Otitis media sofort Antibiotika verordnen und andere nicht, diene als Beispiel. Bevor man eine solche konkrete Frage zum Forschungsgegenstand macht, tut man gut daran, die Fragestellung in einen größeren Rahmen zu stellen. Der Untersucher kann z.B. die Frage vorlegen, ob die Antibiotikaverordnung nur bei Otitis media differiert. Die anderen Hausärzte könnten ja doch auch bei anderen Erkrankungen schneller Antibiotika verabreichen. Und möglicherweise verschreiben diese Kollegen nicht nur häufiger Antibiotika, sondern auch mancherlei andere Medikamente.

Im Zuge dieser Verallgemeinerung der ursprünglich speziellen Fragestellung kann der Untersucher entdecken, daß das, was ihm bei der Antibiotikaverordnung auffiel, auch für andere Medikamente gilt. Auf diese Weise kann er dann einem allgemeinen Kausalprinzip auf die Spur kommen, z.B. daß der eine Hausarzt stark dahin tendiert, auf die Wünsche des Patienten einzugehen, während bei einem anderen viel mehr ärztlich-inhaltliche Gesichtspunkte bei der Rezeptausstellung überwiegen. Wenn sich dieser Eindruck ergibt, dann ist anzunehmen, daß der erste Hausarzt nicht nur bei Antibiotika, sondern auch ganz allgemein leichter zum Rezeptblock greift.

Es ist deutlich geworden, daß solche Gedankenübungen den Wert der endgültigen Fragestellung beträchtlich steigern können: Ein sorgfältiges Überdenken aller Möglichkeiten verschafft dem Untersucher einen Überblick darüber, um was es ihm bei der Formulierung seiner ersten Frage nun genau ging, und hilft ihm bei der Entscheidung über die definitive Fragestellung. Wenn er feststellt, daß seine erste Frage ein Zufallstreffer war und daß die anderen Kollegen auch bei allen möglichen anderen Erkrankungen Antibiotika verordnen, dann kann er sich auch zu einer allgemeinen Fragestellung hin orientieren. Er kann sich dann aussuchen, ob er dieses allgemeinere Problem oder die erste, speziellere Frage zum Thema seiner Studie machen will. Aufgrund eingehender Überlegungen wird die Wahl schließlich auf eine allgemeinere Fragestellung fallen: „Welche Unterschiede bestehen zwischen den Hausärzten eines Vertreterrings hinsichtlich Art und Häufigkeit der Arzneimittelverordnung?" Oder: „Inwieweit ist die unterschiedliche Therapie der Otitis media aus der allgemeinen Verschreibungsgewohnheit zu erklären?"

Aus dem Gesagten wird deutlich, daß zwischen der ersten Frage und der endgültigen Fragestellung ein Denkprozeß liegt. In diesem Prozeß bilden die erste Frage und die endgültige Fragestellung jeweils Momentaufnahmen. Mit Sicherheit geht im weiteren Ablauf eine Vertiefung des Themas der Studie vor sich. Das Studium der bereits vorliegenden Literatur stellt eine unverzichtbare Hilfe dar bei der Abklärung der ersten vagen Idee.

Auch die Relevanz des Themas und die Durchführbarkeit einer eventuellen Untersuchung gewinnen langsam Gestalt.

1.3 Sammeln von Informationen

Bei der Abgrenzung der Fragestellung kann der Untersucher sich bereits vorliegende Erkenntnisse über das ausgewählte Thema zunutze machen. Das Literaturstudium wird darüber hinaus den Forscher für die Probleme, die beim Entwurf eines Projektes eine Rolle spielen, sensibilisieren.

Es kommt sehr darauf an, das Literaturstudium so effizient wie möglich anzugehen. In der Medizin gibt es ja doch nur wenige Themen, über die noch nichts geschrieben wurde. Meist findet man geradezu eine Flut von Literatur vor, und man wird deshalb eine Auswahl treffen müssen. Dies kann so geschehen, daß man vor dem Literaturstudium Fachleute auf dem Gebiet, das man bearbeiten möchte, um Rat angeht. Wegen der häufig kontroversen Meinungen in der Medizin ist es sinnvoll, dabei Vertreter unterschiedlicher Meinungen zu befragen.

Der Sinn des Literaturstudiums besteht darin, Publikationen zu finden, die einen besseren Überblick über das gewählte Thema verschaffen. Dabei muß man versuchen, möglichst effizient „harte", d.h. durch Befunde gestützte von „nichtharten", lediglich auf Meinungen beruhenden Aussagen zu unterscheiden. Die so gewonnenen Erkenntnisse tragen zur Nuancierung der ursprünglichen Fragestellung bei.

Bei der Literatursuche über ein bestimmtes Thema stehen dem Hausarzt folgende Zugangsmöglichkeiten zur Verfügung:

1) *Die eigene Bibliothek*
   Hier kann man meist nur nach der „Suchmethode" vorgehen, bei der man in Lehr- und Handbüchern und Zeitschriftenjahrgängen sucht, z.B.

- Allgemeinmedizin (international), (mit internationaler Zeitschriftenübersicht)
- Zeitschrift für Allgemeinmedizin,
- Der Praktische Arzt,
- Der Allgemeinarzt,
- Patient Care,
- Tempo medical,
- Therapiewoche,
- Medizin Mensch Gesellschaft,
- Tägliche Praxis,
- DMW,
- MMW, Sonderteil Allgemeinmedizin
- Die Medizinische,
- Praxis der Psychotherapie und Psychosomatik,
- Psychosozial,
- Sexualmedizin.

Diese Quellen werden mittels ihrer Literaturverzeichnisse wiederum zu neuen Titeln führen.

2) *Allgemeinmedizinische Literatursammlungen*

Die Literatursammlung der Abteilung „Allgemeinmedizin" der Medizinischen Hochschule Hannover (MHH) enthält rund 3000 fast ausschließlich deutschsprachige Literaturzitate, die im Original vorliegen und von dort als Fotokopie angefordert werden können. Die karteimäßig in einer EDV-Anlage gespeicherte Sammlung erlaubt einen Zugriff nach folgenden Kriterien: Autoren, Titel, Schlüsselwörter und Kombination aus Autoren und Schlüsselwörtern.

Die Hannoversche Literatursammlung enthält auch solche Arbeiten, die in den Universitätsbibliotheken oder in den etablierten Literaturdiensten (DIMDI, FAMLI) nicht geführt werden.

Am Lehrauftrag „Allgemeinmedizin" der Universität Marburg ist die Dissertationszentrale des Faches Allgemeinmedizin untergebracht. Hier kann Einblick in alle fachspezifischen deutschsprachigen Dissertationen genommen werden, die nach Universitäten und Jahrgängen geordnet sind.

Die Literatursammlung der Internationalen Gesellschaft für Allgemeinmedizin (SIMG) bzw. der Schweizer Gesellschaft für Allgemeinmedizin (SGAM) wird von Herrn Dr. Rudolf Meyer, Bachstr. 2, in CH-4313 Möhlin, betreut. Diese Sammlung ist ebenfalls nach Autoren und Titeln geordnet.

3) *Wichtige ausländische Periodika*
- Lancet (ab 1987 soll eine deutschsprachige Ausgabe zur Verfügung stehen),
- British Medical Journal,
- Journal of the Royal College of General Practitioners,
- The Practitioner,
- Journal of Family Practice,
- Journal of the American Medical Association,
- Canadian Family Physician/Le Médecin de Famille Canadien,
- Huisarts en Wetenschap (niederländisch),
- Medisch Contact (niederländisch),
- Das Deutsche Gesundheitswesen (DDR).

4) *Universitäts- bzw. Fakultätsbibliotheken*

Hier bieten sich folgende Möglichkeiten:

Die Suche per Hand in den Jahrgängen des *Family medicine literature index* (*FAMLI*, seit 1980) und des *Index medicus* (oder seiner Kurzform: *A bridged index medicus*, in welchem nur die 100 wichtigsten Zeitschriften aufgenommen sind). Dieser Weg liefert über die Stichworte einen Zugang zur gesamten zeitgenössischen medizinischen Literatur in der Welt. Vieles davon kann man in den Buch- und Zeitschriftenbeständen der Universitätsbibliothek unmittelbar finden.

Das in Köln ansässige Deutsche Insitut für medizinische Dokumentation und Information (DIMDI) liefert auf der Basis einer Liste von vorgegebenen Schlüssel- bzw. Stichworten die Titel und Kurzzusammenfassungen der computergespeicherten Literaturzitate.

5) Weiter ist hinzuweisen auf die *Arbeitsgemeinschaft Wissenschaftliche Literatur e. V. in Stuttgart,* die sich eingehend mit den Fragen wissenschaftlicher Literatur auseinandersetzt.

6) Schließlich wird noch auf eine altbewährte Methode hingewiesen: die *Konsultation von Experten.* Die Fachleute auf dem Gebiet des zu untersuchenden Themas sind meist auch up to date in Fragen der Literatur. Außerdem verfügen sie meist über eine eigene Dokumentation der neuesten einschlägigen Literatur, die in den Bibliotheken noch fehlt. Dieser Weg verschafft oft auch Zugang zu (noch) nicht veröffentlichten Ergebnissen.

All diese Zugänge zum Literaturstudium haben ihre Vorzüge und Mängel. Man wird von Fall zu Fall sehen müssen, ob dieses oder jenes Vorgehen für die jeweiligen Bedürfnisse ausreicht. Durch die Einschaltung eines Fachmanns für medizinische Dokumentation, dem alle die genannten Möglichkeiten zu Gebote stehen, braucht der Hausarzt nicht mehr selbst all diese Schritte der Literaturversuche zu vollziehen.

Der nächstfolgende Schritt wäre eine strenge Auswahl der gefundenen Publikationen. So ist es wichtig zu wissen, ob es sich um einen Übersichtsartikel oder um einen Untersuchungsbericht, um theoretische Grundlagen oder eine Art „Kochbuch" (eine Publikation, deren Aussagen nicht durch namentlich genannte Literaturstellen belegt sind) handelt [4, 24].

Übersichtsartikel führen, v. a. wenn Untersuchungsberichte mit verarbeitet sind, zum raschen Auffinden relevanter Literatur. Bei theoretischen Artikeln muß man deren empirische Grundlagen genau anschauen. Auch Untersuchungsberichte müssen kritisch auf ihre wesentlichen Gesichtspunkte hin betrachtet werden. Gelegentlich wird sich ergeben, daß eine Studie nicht allen methodischen Anforderungen genügt. Damit ist sie nicht sogleich wertlos; auch aus Fehlschlägen kann man lernen.

Nachdem man sich einen repräsentativen Überblick über die bereits vorliegenden Erkenntnisse über das gewählte Thema verschafft hat, läßt sich abschätzen, wieviel Relevanz dem Entwurf eines Untersuchungsvorhabens zukommt und welche endgültige Fragestellung der Mühe einer Erforschung wert ist. In einigen Fällen ist eine Studie nicht einmal erforderlich, weil sich die ursprünglich gestellte Frage bereits aus der Literatur beantworten läßt. In anderen Fällen scheint die ursprüngliche Frage nur lösbar, wenn zuvor andere Fragen beantwortet worden sind. Eine Studie der Effektivität unterschiedlicher Therapieformen der Hämorrhoiden ist erst sinnvoll, wenn sich herausstellt, ob eine ärztliche Intervention im allgemeinen überhaupt sinnvoll ist. Wenn sich aus dem Literaturstudium ergibt, daß über den natürlichen Verlauf und die Prävalenz dieser Erkrankung eigentlich wenig bekannt ist, dann sollte man, bevor die Frage nach der Effektivität einer Therapie aufgeworfen wird, zuerst die Frage nach dem natürlichen Verlauf zur Diskussion stellen.

Bevor der Untersucher seine ursprüngliche Frage weiter präzisiert, muß er sich also ein grundlegendes Faktenwissen über sein Thema zu eigen machen. Die nachfolgende Fragestellung umfaßt dann bereits Hinweise über die Art und Weise der Materialsammlung und auf die Gegenstände, über die eine Aussage gemacht werden muß. Das der Literatur entnommene Grundlagenwissen ist für den empirischen Zugang zur Fragestellung unentbehrlich.

1.4 Relevanz des Themas

Die Bedeutung des Themas wird letztendlich bestimmt davon, was der Untersucher mit dem Ergebnis seiner Studie anfangen kann. Die Untersuchungsergebnisse lassen sich unterschiedlich verwerten:

Relevanz für die tägliche Praxis

Die Ergebnisse lassen sich in der täglichen Praxis anwenden. In diesem Fall liefert die Studie Befunde, die unmittelbar zur Lösung eines Problems oder einer Frage im praktischen Bereich genutzt werden können. Untersuchungsergebnisse differieren häufig im Grad ihrer Umsetzbarkeit in die Praxis. Eine auf Untermauerung einer bestimmten Theorie zielende Studie ist für die tägliche Praxis weniger fruchtbar als eine empirische Untersuchung.

Die Untersuchung der Auswirkungen einer bestimmten Medikation sei hier als Beispiel genannt.

Theoretische Relevanz

Eine Untersuchung ist um so fruchtbarer, je mehr ihr auch eine theoretische Relevanz zukommt. Es gibt in der Medizin zuweilen kontroverse Meinungen über einen bestimmten Gegenstand, beispielsweise über den Diabetes mellitus. In der Tat gibt es zwei Theorien über den Nutzen einer Behandlung des Altersdiabetes. Die eine besagt, daß es nicht viel Sinn habe, diese Erkrankung zu behandeln. Die andere Richtung befürwortet eine Behandlung aber sehr wohl, weil man annimmt, dadurch allen möglichen Komplikationen vorbeugen zu können. Tierexperimentelle Untersuchungen könnten z. B. eine der beiden Ansichten unterstützen und so einen Beitrag zur weiteren Entwicklung einer Theorie über das Wesen des Diabetes beitragen.

Schließlich sind solche Untersuchungen auch für die Praxis relevant. Die Entwicklung einer These ist jedoch ein komplexer Prozeß, der oft nur schrittweise vor sich geht und sich meist auf einem ziemlich hohen abstrakten Niveau bewegt. Aus diesem Grunde sind die Ergebnisse solcher Untersuchungen oft nicht unmittelbar praktisch zu gebrauchen.

Gesellschaftliche Relevanz

Schließlich spielt bei der Forschung auch die Frage nach der gesellschaftlichen Relevanz eine Rolle. Forschung kostet Geld, viel Zeit und Energie, oft die einer ganzen Anzahl von Mitarbeitern. Je mehr Menschen von den Ergebnissen eines Projekts profitieren können, um so eher ist die Untersuchung sozial zu verantworten. Für die Allgemeinmedizin kann dies z. B. bedeuten, daß man sich vorzugsweise auf die Erforschung typisch allgemeinmedizinischer Erkrankungen konzentriert. Erkrankungen, die also v. a. der Hausarzt zu Gesicht bekommt, und die mit einer gewissen Regelmäßigkeit vorkommen.

Bei der praktischen Durchführung einer Studie ist es gute Gewohnheit, daß der Untersucher ein *Ziel* der Untersuchung formuliert. Bei der Zielsetzung geht es dem Wesen nach um die Frage, wie sich die Ergebnisse nutzbar machen lassen, sei es für die Praxisführung, für die Theorie oder für den Patienten.

1.5 Teilfragen

Unter 1.1 haben wir bereits betont, daß die Fragestellung im Grad der Abstraktion beträchtlich variieren kann. Je allgemeiner die Fragestellung gehalten ist, um so eher müssen daraus speziellere Teilaspekte abgeleitet werden. Dieser Schritt ist notwendig, um die Fragestellung meßbar zu machen. Neben einer allgemeinen Übersicht über das Thema gibt die allgemeine Fragestellung dann lediglich Aufschluß über die Art der Fragen.

So ist z.B. die Frage: „Gibt es Unterschiede in den Verordnungsgewohnheiten der Hausärzte?" relativ allgemein gehalten. Es ist nicht ohne weiteres klar, was unter Verordnungsgewohnheiten genau zu verstehen ist; dies hängt von der Definition dieses Begriffs ab. Aus der genannten Fragestellung geht wohl hervor, daß es um die Beschreibung, nicht aber um die Erläuterung dieses Phänomens geht. Speziellere Informationen über das Forschungsthema sind aus der Formulierung einiger Teilfragen abzuleiten, die sich aus der allgemeinen Fragestellung logisch ergeben. So wären folgende Fragen denkbar:

1) Falls es Unterschiede in den Verordnungsgewohnheiten gibt, gilt dies für alle Arten von Medikamenten, nur für einige oder nur für eine bestimmte Gruppe von Medikamenten?
2) Falls es deutliche Unterschiede bei der einen oder anderen Medikamentengruppe gibt, betreffen diese die Dosierung oder auch die Dauer der Medikation?

Die endgültige Formulierung der Fragestellung und die ggf. daraus abgeleiteten Detailfragen werden mit der Definition der verwendeten Begriffe abgeschlossen. Dies stellt im wesentlichen den ersten Schritt in Richtung Quantifizierbarkeit und damit des empirischen Zugangs zu den Meßdaten dar, mit deren Hilfe die Fragestellung dann beantwortet werden soll.

1.6 Fußangeln

Bei der Formulierung der Fragestellung muß der Forscher mit einer Reihe von Fußangeln rechnen:

Empirische Einseitigkeit

Oft wird ein bestimmtes Symptom untersucht, weil man über die technischen Mittel verfügt, dieses Phänomen zu messen. Es besteht dann die Gefahr, daß die Untersuchung durch die technischen Möglichkeiten dominiert wird und nicht durch ihre theoretische oder gesellschaftliche Relevanz. Dies kann sich z. B. ergeben, wenn der Hausarzt seine zufällig mit Hilfe der Kartei gesammelten Daten für eine Studie benutzen will. Wenn nun die Verfügbarkeit der Befunde den wichtigsten Grund für eine Untersuchung abgibt, während die gesellschaftliche, theoretische oder praktische Relevanz kaum beachtet wird, dann besteht die große Wahrscheinlichkeit, daß diese Arbeit kaum wertvolle Informationen erbringt.

Das soll natürlich nicht heißen, daß die in der Kartei dokumentierten Befunde per definitionem wertlos seien. Hat der Untersucher einmal eine relevante Fragestellung entwickelt und eignen sich die in der Kartei dokumentierten Befunde für die Beantwortung der Fragen, dann ist es selbstredend nur von Vorteil, wenn bereits verfügbare Befunde vorliegen. Wohl bleibt dann stets die Gefahr, daß die Daten nicht genau so dokumentiert sind wie es für die Beantwortung der Frage notwendig wäre.

Theoretische Einseitigkeit

In Wirklichkeit geht es hierbei um das Spiegelbild der empirischen Einseitigkeit. Der Untersucher kümmert sich nicht um die Transponierbarkeit seiner Fragestellung in meßbare Größen. Er theoretisiert und philosophiert endlos und bringt es nicht fertig, das von ihm gewählte Thema so zu beschreiben, daß die in der Fragestellung genannten Phänomene auch wahrzunehmen sind. Diese Form von Einseitigkeit führt fast nie zur tatsächlichen Durchführung eines Projekts.

Zur Illustration geben wir als Beispiel eine Fragestellung, die sich einer empirischen Umsetzung entzieht. Lange Zeit war man der Meinung, daß zwischen den Fortschritten der Medizin und der Volksgesundheit ein Kausalzusammenhang bestehe. Um eine solche Frage durch ein Forschungsprojekt beantworten zu können, müßten dem Untersucher Daten über den Gesundheitszustand der Bevölkerung früher und heute verfügbar sein. Außerdem müßten die beiden zu vergleichenden Bevölkerungsgruppen auch hinsichtlich der übrigen für den Gesundheitszustand relevanten Merkmale (Arbeitsklima, Ernährung, Hygiene, soziale Verhältnisse etc.) vergleichbar sein. Solche Voraussetzungen sind aber nicht gegeben, weil sich solche Befunde nicht mehr erheben lassen: Das Tatsachenmaterial für die Beantwortung einer solchen Frage steht eben ganz einfach nicht zur Verfügung.

Obwohl dies vielleich ein extremes Beispiel darstellt, so können ganz allgemein Fragestellungen ganz beträchtlich variieren - in dem Ausmaß, in dem für ihre Beantwortung Faktenmaterial empirisch zugänglich ist.

Einseitigkeit durch die Präferenzen des Forschers

Bei der Auswahl eines Forschungsthemas spielen bestimmte Interessen, Wertmaßstäbe oder Auffassungen - beispielsweise über gute oder schlechte Medizin - immer eine Rolle. Dies ist für sich nicht unbedingt schädlich, vorausgesetzt, daß die Vorliebe für das Thema auf dessen Wahl begrenzt bleibt und daß der Untersucher die Voraussetzungen weitestgehend darlegt.

Bedenklich wird es, wenn Voreingenommenheit die Art und Weise der Fragestellung und somit auch die Durchführung der Studie beeinflußt. Diese Gefahr lauert bereits beim Entwurf der Fragestellung. Dies kann beispielsweise dazu führen, daß nur *die* Literatur bearbeitet wird, die dem eigenen Standpunkt entgegenkommt. Ganz allgemein kann man sagen, daß in einem solchen Fall gegen das Objektivitätsprinzip verstoßen wird. Dieses Prinzip beinhaltet, daß die Fragestellung sorgfältig formuliert werden muß und daß sie einer Untersuchung mittels objektiver Kriterien – also auch Kriterien, die den eigenen Interessen, Auffassungen oder Wertvorstellungen nicht entsprechen – zugänglich sind.

Zur Illustration ein Beispiel. Angenommen, man befürwortet eine vollständige Hospitalisation aller Geburten und der Untersucher versuche, diese Präferenz durch die Untersuchung folgender Fragestellung zu untermauern: „Welchen Einfluß hat das Ausmaß der Hospitalisierung von Primaparae auf die perinatale Sterblichkeit?" Diese Fragestellung wurde aus dem unbestimmten Eindruck heraus entwickelt, daß sich Geburtskomplikationen v. a. außerhalb der Klinik ereignen; die Überweisung zum Facharzt findet zu spät statt – so wird unterstellt – mit der Folge einer vermeidbaren perinatalen Sterblichkeit. Die endgültige Fragestellung ist mit großer Wahrscheinlichkeit durch das einseitige Studium entsprechender Literatur zustande gekommen: Weil v. a. geburtshilfliche Literatur, die mit Tatsachenmaterial für die eigene Voreingenommenheit aufwartet, berücksichtigt wurde.

Das Studium kontroverser Literatur hätte dem Untersucher vor Augen geführt, daß auch manche andere Faktoren die perinatale Sterblichkeit z. B. bessere präventive Maßnahmen oder die Verbesserung des allgemeinen Gesundheitszustandes. Eine ausgewogene Bearbeitung des Problems hätte dann in eine breitere Fragestellung münden können, z. B.: „Welche Faktoren nehmen Einfluß auf die perinatale Sterblichkeit?" Die Folgen eines einseitigen Herangehens seitens des Untersuchers reichen weiter als die Fragestellung. Die endgültige Formulierung der Fragestellung bestimmt in großen Zügen den Forschungsansatz und damit auch die Forschungsergebnisse sowie den Wert, den man diesen zuerkennen kann.

1.7 Zusammenfassung

In diesem ersten Kapitel wurde der Entwurf der Fragestellung besprochen. Das Interesse an einem Forschungsprojekt kann auf unterschiedliche Weise geweckt werden. Ein praktisches Problem, divergierende Meinungen der Mitglieder eines Vertreterrings oder theoretisches Interesse können den ersten Ansatz für eine ungefähre Vorstellung über ein Forschungsprojekt bilden. Diese anfängliche Vorstellung über eine Studie muß dann weiter präzisiert und nuanciert werden. Dies ist ein wechselseitiger Vorgang. Einerseits erfordert das Thema immer eine Konkretisierung, so daß sich langsam ein nuancierteres Bild ergibt. Andererseits muß der Untersucher in der Lage sein, die so präzisierte Fragestellung in einen breiteren Rahmen zu stellen.

Zur Verdeutlichung dieses Denkprozesses haben wir als Beispiel das Verordnungsverhalten von Hausärzten angeführt. Ein tieferes Eindringen in das Thema ist aber unmöglich, wenn nicht gleichzeitig die schon vorliegenden relevanten Erkenntnisse über das Thema in die Fragestellung einbezogen werden. Es wurde kurz besprochen, wie der angehende Forscher den Weg zu den Quellen finden kann.

Danach wurde auf die Relevanz des Themas eingegangen. Dabei richteten wir unsere Aufmerksamkeit auf die praktische, die theoretische und die gesellschaftliche Relevanz möglicher Untersuchungsergebnisse. Je nach Ausmaß der Abstraktion der Fragestellung können aus der allgemeinen Fragestellung spezielle Teilaspekte abgeleitet werden. Dabei haben wir auf die Wichtigkeit einer exakten Definition der benutzten Begriffe hingewiesen. Im letzten Abschnitt haben wir den Untersucher auf eine Reihe von Fußangeln aufmerksam gemacht, auf die er beim Entwurf der Fragestellung achten muß.

Wir haben die Gefahr der empirischen und der theoretischen Einseitigkeit und die einer einseitigen Präferenz für ein bestimmtes Thema dargestellt.

2 Unterschiedliche Studien

Wir haben weiter oben einige Male angedeutet, daß eine gut fundierte Fragestellung von großer Wichtigkeit für den Fortgang und für das Gelingen einer Studie ist. Die Fragestellung bestimmt die Art der Untersuchung und damit auch deren Entwurf und die Arbeitsweise. Dieser Zusammenhang wird sich wie ein roter Faden durch dieses Buch ziehen. Aus diesem Grund werden wir in diesem Kapitel ein wenig näher auf das Verhältnis zwischen der Art der Fragestellung und dem Typ der Untersuchung eingehen.

Die Klassifikation von Forschungsvorhaben in verschiedene Typen ist ein heikles Unterfangen; die einschlägigen Handbücher sind hier nicht klar. Trotzdem gilt, daß schon aus der Formulierung der Fragestellung hervorgehen muß, welche Art von Aussage der Untersucher mit der Antwort auf seine Fragestellung machen will. So muß deutlich sein, ob es um die Beschreibung eines Phänomens oder um die Analyse von Kausalzusammenhängen eines Problems geht. Weiter ist der Untersucher dann auf die Exploration des Problems angewiesen, wenn noch wenig über das zu erforschende Phänomen bekannt ist. Liegen dagegen bereits viele Ergebnisse vor, dann ist auch eine experimentelle Studie möglich, mit deren Hilfe eine bestimmte Hypothese getestet werden kann.

Aufgrund dieser Unterscheidungskriterien haben wir uns schließlich für eine Einteilung in 4 Arten von Studien entschieden. Von diesen 4 Typen hängen in groben Zügen die wichtigsten methodischen Entscheidungen ab, worauf wir in Kap. 3 und 4 näher eingehen werden. Hier begnügen wir uns mit der Feststellung, daß diese Typen von Studien den allgemeinen Rahmen darstellen, innerhalb dessen speziellere Formen von Untersuchungen (mit spezielleren methodischen Erfordernissen) zu unterscheiden sind.

2.1 Explorative Studien

Im allgemeinen ist ein explorierendes Vorgehen indiziert, wenn über das Forschungsthema noch wenig empirische oder theoretische Erkenntnisse vorliegen; dadurch wird die Formulierung der Fragestellung ziemlich allgemein bleiben müssen. Dies bedeutet in der Regel, daß die Studie breit angelegt sein muß, d.h., daß in den Entwurf der Studie relativ viele Variable aufgenommen werden müssen. Die Untersuchung zielt dann darauf ab, herauszufinden, welche Faktoren am wichtigsten sind.

Die Lückenhaftigkeit der Kenntnisse über das Thema bringt es mit sich, daß in diesem Fall exakte Teilfragen nicht möglich sind: Diese Art von Untersuchungen sind vorzugsweise darauf gerichtet, weitere Erkenntnisse beizusteuern. Wir unterscheiden zwei Varianten, deskriptive und analytische Studien.

Deskriptiv-explorative Studien

Untersuchungen dieser Art lassen Aussagen über Umfang und Art eines Phänomens in der Praxis sowie über die möglichen Varianten bei bestimmten Subpopulationen zu. Wissenschaftliche Forschung richtet sich letztendlich auf die Interpretation von Befunden. Das Fehlen ausreichender Kenntnisse über ein bestimmtes Phänomen macht jedoch eine Interpretation unmöglich. Dazu benötigen wir erst eine deskriptive explorative Studie. Deren Fragestellung könnte beispielsweise lauten: „Wie häufig ist in der Allgemeinpraxis eine asymptomatische Bakteriurie und wie verteilt sich dieses Krankheitsbild in den verschiedenen sozialökonomischen Bevölkerungsschichten?" (Was liegt vor?)

Analytisch-explorative Studien

Bei Studien dieser Art versucht der Forscher, einen bestimmten Befund oder Kausalzusammenhang zu analysieren.

Das Fehlen ausreichender theoretischer Erkenntnisse macht exakte Prognosen unmöglich. Alle möglichen Ursachen werden in den Forschungsansatz einbezogen, und die Ergebnisse werden dann ausweisen, welche die wichtigsten sind. Auf dieser Basis können theoretische Erwägungen ablaufen. Dies läßt dann eine speziellere Prognose bestimmter Kausalzusammenhänge zu. Ein Beispiel für eine solche Fragestellung wäre: „Welche Faktoren beeinflussen die Entstehung des Brochialkrebses?"

2.2 Experimentelle (Hypothesen testende) Studien

Wenn über das Thema bereits das eine oder andere bekannt ist, ist es möglich, einen experimentellen Forschungsansatz zu entwickeln. Das bedeutet, daß in diesem Ansatz die Möglichkeit zu Vergleichen gegeben ist. Der Vergleich zwischen den bereits vorliegenden – empirischen oder theoretischen – Ergebnissen und den Resultaten der Untersuchung. Dabei ist es von essentieller Bedeutung, daß die Ergebnisse, die zum Zweck der Überprüfung gewonnen wurden, neuem Material entstammen. Angenommen, es geht um eine Untersuchung bei Patienten, dann ist eine vergleichende Untersuchung nur möglich auf der Basis von Befunden aus einer anderen Patientenpopulation (also nicht derjenigen Population, die die Befunde lieferte, die Anlaß für die Fragestellung waren). Bei experimentellen Studien werden (Teil)Fragen meist in Hypothesen umgesetzt. Eine *Hypothese*[1] ist,

---

[1] Die im Text kursiv gesetzten Begriffe sind im Glossar (S.148ff.) näher erläutert.

genau genommen, eine Vermutung über das Ergebnis der Untersuchung. Diese Vermutung muß so formulierbar sein, daß sie den Weg zur Quantifizierbarkeit der in der Hypothese genannten Phänomene eröffnet. In der Praxis des Forschungsvorhabens wird eine Hypothese folglich in einer prognostizierenden und nicht wie in dem genannten Beispiel in einer Frageform formuliert. Eine Hypothese muß in der Praxis weiter in eine Prognose umgesetzt werden, die der statistischen Bearbeitung zugänglich ist. Dies bedeutet, daß die Hypothese eine zahlenmäßige Aussage umfassen muß (z.B.: Medikament A hilft in 40% der Fälle besser als Medikament B). Wir kommen hierauf noch in Kap.7 zurück. Auch bei experimentellen Untersuchungen unterscheiden wir eine deskriptive und eine analytische Variante.

Deskriptive experimentelle Studien

Wenn wir über ein Phänomen in einer anderen Population oder in der Untersuchungspopulation zu einem anderen Zeitpunkt Bescheid wissen, oder wenn eine bestimmte theoretisch abgesicherte Erwartung besteht, dann ist eine vergleichende Untersuchung möglich. Ist die Inzidenz eines bestimmten Krankheitsbildes (d.h. die Anzahl neuer Fälle einer bestimmten Krankheit in einem definierten Zeitabschnitt) in der Population A bekannt, dann ist ein Vergleich zur Testung der Hypothese, daß die Inzidenz in der Population B ebenso groß ist, möglich. Dasselbe gilt mutatis mutandis, wenn man die Inzidenz der Population A in einem anderen Zeitraum überprüfen will. Es wäre ebenfalls denkbar, aufgrund theoretischer Erwartungen eine Prognose über die Inzidenz in einer bestimmten Population abzugeben.

Zur Illustration folgende Hypothese: „Die Inzidenz der Pneumonie hat im Vergleich zur Zeit vor 30 Jahren abgenommen".

Analytische experimentelle Studien

Bei dieser Art von Untersuchungen testet man spezielle Hypothesen hinsichtlich bestimmter *Kausalzusammenhänge.*

Vorhandene theoretische und empirische Erkenntnisse ermöglichen eine eng umschriebene Prognose. So kann man aufgrund vorliegender Befunde voraussagen, daß ein bakterieller Atemwegsinfekt durch die Verabreichung einer bestimmten Antibiotikadosis in einer bestimmten Anzahl von Tagen abklingt. Ein Beispiel für eine Hypothese für eine solche Art von Studie könnte lauten: „Die Verabreichung des Antibiotikums X bei einer Pneumonie führt innerhalb von 10 Tagen zur vollständigen Ausheilung".

2.3 Der empirische Zyklus

Wissenschaftliche Forschung verfolgt den Sinn und Zweck, Wissen zusammenzutragen über die Realität, in der wir leben. Jede wissenschaftliche Disziplin deckt dabei einen Teilbereich dieser Realität ab. Tatsachen und Befunde, die mit Hilfe von Messungen gesammelt wurden, werden in der Forschung systematisch und nach methodischen Regeln der Wissenschaft verarbeitet und analysiert. Letztendlich versucht der Mensch, mit Hilfe wissenschaftlicher Forschung die Wirklichkeit zu ergründen und zu erklären, oft mit dem Ziel, Prognosen abzugeben. Die Manipulation bestimmter Faktoren schafft demzufolge die Möglichkeit, die Wirklichkeit in eine gewünschte Richtung zu beeinflussen.

Die in den vorhergehenden Abschnitten beschriebenen Arten von Untersuchungen kann man als eine Reihe von Phasen im Prozeß der Wissensvermehrung auf dem Gebiet einer bestimmten Wissenschaft auffassen. De Groot spricht in diesem Zusammenhang von einem *empirischen Zyklus* [13].

Die 1. Phase dieses empirischen Zyklus ist die Exploration eines Phänomens, d.h. die Erforschung des Phänomens in all seinen Erscheinungsformen und der ursächlichen Faktoren. Untersuchungen, die von einer relativen Unkenntnis eines Phänomens und der beeinflussenden Faktoren ausgehen, nannten wir explorative Studien. Diese Art von Untersuchungen richtet sich auf die Theorie über das Wesen der zu erforschenden Realität.

Die 2. Phase bildet das Ableiten theoretischer Zusammenhänge aus den Ergebnissen explorierender Forschung. Diese Phase ist durch einen *Induktionsprozeß* charakterisiert: Aus dem Tatsachenmaterial, das aus einer explorativen Studie gewonnen wurde, werden Theorien über das Wesen der erforschten Wirklichkeit und über bestimmte Zusammenhänge in dieser Wirklichkeit abgeleitet. Diese Phase mündet in den Entwurf einer Hypothese. Induktion ist also ein Denkprozeß, in dessen Verlauf aufgrund der beobachteten Fakten theoretische Erwartungen entwickelt werden.

In der 3. Phase läuft eigentlich der umgekehrte Prozeß ab: Aus der Theorie werden konkret überprüfbare Vorhersagen über die zu erforschende Wirklichkeit abgeleitet; dies wäre ein *deduktiver Vorgang.* Hierbei werden aus der Theorie Annahmen über den Zusammenhang zwischen einzelnen Fakten abgeleitet.

Die 4. Phase umfaßt sodann die Überprüfung dieser Vorhersagen mittels experimenteller Untersuchungen. Dies bedeutet u.a., daß man aufgrund vorher formulierter Kriterien die Richtigkeit dieser Vorhersagen testet.

In der 5. Phase schließlich werden die Befunde in einem größeren Rahmen evaluiert. Die Ergebnisse der experimentellen Studien werden in einen theoretischen Kontext gesetzt oder man beobachtet, inwieweit sich aus den Forschungsergebnissen praktische Konsequenzen ergeben.

Die Evaluation führt schließlich zur Bestätigung oder zur Ablehnung der Theorie oder der praktischen Ausgangssituation. Auf dieser Basis kann man wieder Empfehlungen für eine weitere Exploration geben (der Zyklus wird dann erneut durchlaufen) oder auch die Theorie verfeinern zum Zwecke weiterer Forschung.

Im empirischen Zyklus bilden explorative und experimentelle Studien wichtige Teile, wobei die Phasen 1 und 2 v.a. bei ersteren, die Phasen 3, 4 und 5 bei der zweiten Art von Untersuchungen zur Geltung kommen. Daneben beinhaltet der Zyklus auch eine logische Reihenfolge. Studien mit explorativen Elementen gehen experimentellen Studien voran. Schematisch sieht der empirische Zyklus folgendermaßen aus:

Der empirische Zyklus

Phase 1: Beobachtung	Sammeln und Ordnen empirischen Faktenmaterials; Entwurf einer Hypothese
Phase 2: Induktion	Formulierung einer Hypothese
Phase 3: Deduktion	Ableitung spezieller Folgerungen aus der Hypothese in Form überprüfbarer Prognosen
Phase 4: Testung	Testung der Hypothese hinsichtlich ihrer Richtigkeit mittels neuem empirischen Materials
Phase 5: Evaluation	Evaluation der Ergebnisse der Überprüfung im Zusammenhang mit der Hpyothese bzw. Theorie und hinsichtlich neuer, weiterführender Studien

Es geht hier um einen abstrakten historischen Ablauf der Sammlung von Erkenntnissen über ein bestimmtes Wissensgebiet, zu dem die verschiedenen Forscher zu unterschiedlichen Zeiten ihren Teil beitragen können. Für die Allgemeinmedizin läßt sich diesbezüglich sagen, daß das relativ junge Alter dieses Wissengebietes dafür verantwortlich ist, daß auf diesem Terrain überwiegend explorative Forschung stattfindet.

2.4 Der empirische Zyklus in der täglichen Praxis

Bisher haben wir den ziemlich abstrakten Prozeß der Sammlung von Erkenntnissen mittels wissenschaftlicher Forschung besprochen. Der Untersucher steht vor der Aufgabe, die Realität zu kartografieren. Dabei muß man sich an wissenschaftliche Spielregeln halten. Man kann sich die Frage vorlegen, inwieweit für die Lösung der Probleme des täglichen Lebens nicht ein ähnlicher Zyklus Gültigkeit hat, wie wir ihn eben beschrieben haben. Namentlich bei rationellen Lösungsstrategien erkennt man eine deutliche Übereinstimmung mit dem empirischen Zyklus wissenschaftlicher Untersuchungen. Die praktische Umsetzung dieses empirischen Zyklus beim Vorgehen des Hausarztes möge dies verdeutlichen.

Wenn ein Patient mit bestimmten Beschwerden zum Arzt geht, dann beginnt der Zyklus mit einer allgemeinen Information über die mit den Beschwerden zusammenhängenden Aspekte. Dies gibt dem Hausarzt die Möglichkeit, einen Überblick über wichtige medizinische Daten zu gewinnen und eine Hypothese über die Ursache der Beschwerden zu erstellen. Man kann dies als die Phase 1 des empirischen Zyklus betrachten. Die Informationen werden dann geordnet und kategorisiert, und dies mündet in eine Vorstellung über die wahrscheinlichste Hypothese.

In der 2. Phase wird aus den zur Verfügung stehenden Informationen die wahrscheinlichste Diagnose (Hypothese) abgeleitet. In der 3. Phase ergibt sich daraus eine konkrete Voraussage. Wenn es sich um die Diagnose Pneumonie mit der vermuteten Ursache bakterieller Luftwegsinfekt handelt, dann lautet die Prognose: „Eine antibiotische Therapie führt zur Heilung". Auf dieser Grundlage wird sodann ein Therapieplan erstellt. In der 4. Phase wird die Prognose an der Realität getestet. Der Therapieplan wird durchgeführt, und man sieht, inwieweit sich die Voraussage erfüllt.

In der letzten Phase wird geprüft, was weiter zu geschehen hat, wenn sich die Voraussage nicht erfüllt hat. Dann wird der gesamte Zyklus erneut durchlaufen.

Das Gesagte läßt sich wie folgt schematisieren.

Der empirische Zyklus in der Praxis des Hausarztes

Phase 1: Beobachtung	Sammeln von Informationen über die Beschwerden, Entwurf einer Hypothese über deren Ursache
Phase 2: Induktion	Formulieren der wahrscheinlichsten Diagnose aufgrund der verfügbaren Informationen
Phase 3: Deduktion	Deduktion einer konkreten überprüfbaren Voraussage aufgrund der Diagnose und des sich daraus ergebenden Therapieplans
Phase 4: Testung	Testung der Prognose mittels des Therapieplans
Phase 5: Evaluation	Evaluation des Therapieergebnisses und, falls erforderlich, erneute Exploration

Auch dieser Zyklus beinhaltet einen logischen Aufbau. Die einzelnen Schritte in diesem Ablauf werden nacheinander vollzogen.

Wie gesagt, gibt es natürlich auch Unterschiede. Dieser Zyklus ist viel konkreter auf einen Fall ausgerichtet und läuft in viel kürzerer Zeit ab. Daneben folgt der Zyklus der wissenschaftlichen Arbeit viel enger den Regeln der Methodik. So würde die Phase der Überprüfung im wissenschaftlichen Zyklus ganz anders ablaufen. Eine streng wissenschaftliche Überprüfung beinhaltet dann, um bei unserem Beispiel zu bleiben, daß die Möglichkeit der Spontanheilung in den Prüfungsentwurf einkalkuliert wird. Dies bedeutet in der Praxis, daß der Frage nachgegangen werden müßte, ob Pneumoniepatienten ohne Antibiotika tatsächlich auch krank bleiben können. Nur dann wäre erwiesen, daß das Medikament auch wirkt.

Hiermit betreten wir bereits das Terrain methodischer Gesetze der Forschung. In den folgenden Kapiteln werden wir hierauf bei den unterschiedlichen Arten von Studien jeweils näher eingehen.

2.5 Zusammenfassung

In Kap. 2 wurde näher auf das Verhältnis zwischen Fragestellung und der Art der Untersuchung eingegangen. Aus der Formulierung der Fragestellung ergibt sich, ob eine Studie auf die Exploration oder die Testung eines Phänomens ausgerichtet ist. Demnach unterscheiden wir explorative und experimentelle Studien. Innerhalb beider Möglichkeiten gingen wir noch auf die deskriptive und die analytische Variante ein.

Exploration und Testung stellen zwei aufeinanderfolgende Phasen im Ablauf der Wissengewinnung mittels wissenschaftlicher Forschung dar. In diesem Zusammenhang wurde der empirische Zyklus zur Diskussion gestellt. Wir haben festgestellt, daß der empirische Zyklus eine auffallende Änlichkeit mit den einzelnen Phasen ärztlicher Problemlösung beim Hausarzt aufweist.

zum Entwurf der Studie

---

3 Entwurf einer Studie (I)
– Explorative Studien –

Wie wir bereits in Kap. 2 betont haben, nimmt eine explorative Untersuchung ihren Ausgang notwendigerweise von einer weniger exakt umschriebenen Fragestellung. Diese Art von Studien sind also v. a. dann geeignet, wenn über das Thema der Studie wenig Erkenntnisse vorliegen. Zuweilen weiß man so wenig, daß man als erstes der Frage nachgehen muß, in welchen Erscheinungsformen ein Phänomen auftritt und wie man dieses messen kann. In technischen Vokabeln: welchen Wert eine bestimmte Variable annehmen kann und auf welche Weise dieser gemessen werden kann. Der Untersucher muß mit dem Entwurf eines angemessenen Klassifizierungssystems beginnen. Hat man ein Klassifizierungssystem entworfen (d. h., daß sich mit Hilfe objektiver Kriterien die Messungen bei dem zu erforschenden Phänomen klassifizieren lassen), dann kann sich die Untersuchung auf die Verteilung der Werte richten, die das Phänomen in einer Population oder einer bestimmten Subpopulation erkennen läßt.

Vergleiche zwischen Untergruppen haben den Zweck, sog. deskriptive Zusammenhänge aufzudecken. Diese Art von Untersuchung bildet eigentlich schon einen Übergang zu deskriptiven explorativen Studien. Bei diesen besteht das Ziel darin, eine Hypothese für die Interpretation bestimmter Phänomene zu entwerfen.

Im folgenden werden wir nacheinander auf deskriptive und analytische Studien eingehen. Die deskriptive Variante unterscheidet noch zwischen Untersuchungen mit einer offenen und einer geschlossenen Klassifizierung. Dabei werden jeweils die notwendigen Entscheidungen im Hinblick auf Validität, Zuverlässigkeit und Repräsentativität, Klassifizieren und Messen, diskutiert.

3.1 Deskriptiv-explorative Studien

Explorative Studien sind v. a. dann angezeigt, wenn über das Untersuchungsobjekt wenig bekannt ist. Die Erforschung zielt gerade darauf, das zu untersuchende Phänomen in all seinen Erscheinungsformen kennenzulernen. Geht es um die Variationen eines Phänomens, spricht man wohl auch von univarianten Untersuchungen. Gelegentlich ist selbst noch so wenig über das Thema bekannt, daß nicht einmal ein Meßinstrumentarium zur quantitativen Bestimmung zur Verfügung steht. Es ist dann erforderlich, das Phänomen in all seinen Facetten zu untersuchen, um die spezifischen Merkmale herauszufinden. Sind diese einmal ermittelt (gibt es Faktenwissen über das Thema), dann wissen wir auch mehr über das Vorhanden- oder Nichtvorhandensein des Phänomens und über seine Quantifizierbarkeit. Der dann folgende Schritt ist die Zuverlässigkeit und Validität des Meßinstruments. Wir kommen hierauf in Kap. 5 noch ausführlich zurück. Ein Beispiel für ein Meßinstrument ist eine Klassifikation der Krankheiten. Klassifizieren bedeutet die Bestimmung bestimmter Erscheinungen als ein spezifisches Krankheitsbild mittels umschriebener Kriterien.

Unter *Klassifizieren* verstehen wir die Ordnung von Meßdaten in ein System von Klassen. Als Beispiel für die Klassifizierung diene eine Diagnosenklassifizierung wie die E-Liste [1] oder die neuere ICHPPC-2 [9].

Bei der geschlossenen Klassifizierung können alle Krankheitsbilder, die dem Benutzer des Systems begegnen, in einer der verschiedenen Klassen untergebracht werden. Ob eine bestimmte Krankheit klassifiziert werden kann, ist abhängig von der Frage, ob die für eine bestimmte Klasse geltenden Kriterien auch auf das zu klassifizierende Krankheitsbild zutreffen. Ob die Beschwerden oder die Erkrankung eines Patienten in die Klasse Bronchitis eingeordnet werden können, hängt davon ab, ob die Beschwerden oder Symptome des Patienten den diagnostischen Kriterien, die für das Krankheitsbild Bronchitis festgelegt wurden, genügen.

Angenommen, es seien noch keinerlei Bemühungen unternommen worden, die Bronchitis in einer Diagnosenliste unterzubringen, dann könnte der Untersucher, der wissen möchte, ob die Bronchitis in einer bestimmten Population vorkommt, nicht wissen, wie diese Erscheinung zu klassifizieren sei. Fehlende Kenntnisse über die Bronchitis würden ihn vor unüberwindbare Schwierigkeiten bei der Beschreibung stellen; er kann sie ja nicht in einer Klassifikation mit Kriterien für die Rubrizierung unterbringen. Er müßte dann als erstes die Merkmale dieser Krankheit erforschen. Wenn diese Untersuchungen abgeschlossen sind, hat er Kriterien in der Hand, aufgrund derer er bestimmte Patienten in der Klasse Bronchitis unterbringen kann oder nicht (vgl. auch [25]).

Offene Klassifizierung

In den Fällen, in denen der Untersucher vorab keinerlei Vorstellung hat, wie er die zu untersuchenden Phänomene klassifizieren muß, sprechen wir von einer offenen Klassifizierung. Wenn man über das Forschungsobjekt noch wenig weiß, dann richtet sich die Untersuchung vorzugsweise darauf, mehr darüber zu wissen.

Dazu kann man eine schlüssige Klassifikation entwickeln mit eindeutig umschriebenen Kriterien für jede einzelne Klasse.

Zur Illustration ein Beispiel:

Wir gehen von einem Hausarzt aus, der gleichzeitig eine Apotheke führt[1] und der die Non-Compliance der Hypertoniker seiner Praxis untersuchen will. Aus praktischen Gründen beschränkt er seine Untersuchung auf eine ziemlich homogene Gruppe, beispielsweise auf die Patienten mit milder Hypertonie, die alle die gleiche Medikation erhalten haben. Unser Hausarzt schreibt normalerweise die für einen Monat benötigte Arzneimittelmenge auf. Die Registrierung der eingelö-

---

[1] Dies ist in den Niederlanden in ländlichen Gebieten noch gelegentlich der Fall (Anm. des Übersetzers).

sten Rezepte liefert nun als Ergebnis, ob ein bestimmter Patient während einer bestimmten Zeit (z.B. ein Jahr) regelmäßig seine Medizin abholt. Diese Daten werden sämtlich notiert, vorläufig ohne den Versuch einer Gruppierung.

Bei diesem Ansatz ergeben sich einige Probleme. Wird sind z.B. davon ausgegangen, daß die Abgabe der Medikamente zuverlässig registriert wird (was übrigens wohl der Fall sein wird). Gleichzeitig sind wir davon ausgegangen, daß das Abholen der Medikamente valide die Therapietreue widerspiegelt; Abholen ist aber keine Garantie dafür, daß die Medikamente auch (pünktlich) eingenommen werden. Trotzdem nehmen wir an, daß sowohl Zuverlässigkeit als auch Validität hier nicht zur Debatte stehen.

Die Analyse der im Laufe eines Jahres gesammelten Daten kann nun eine Klassifizierung liefern, in der die Regelmäßigkeit der Einnahme das Kriterium abgibt. Möglich wäre eine Einteilung in 4 Klassen:

1) Die Medikamente werden nur für den ersten Monat abgeholt, danach nicht mehr.
2) Die Medikamente werden ungefähr 6 Monate lang abgeholt, danach nicht mehr.
3) Die Medikamente wurden nur gelegentlich abgeholt.
4) Die Medikamente wurden regelmäßig abgeholt.

In diesem Beispiel beginnt die Untersuchung mit einer offenen Klassifizierung (es ist noch unklar, wie sich die Therapietreue klassifizieren läßt), bis sich die Klassifizierung aufgrund der Analyse schließen läßt: Es scheint 4 Typen von Therapie(un)treue zu geben. Diese (mittlerweile geschlossene) Klassifizierung kann dann in einer breiter angelegten Untersuchung verwendet werden.
Während der Untersuchung sind die Grenzen der 4 Klassen noch nicht deutlich; der Untersucher beeinflußt dies weitgehend. Deshalb kann man an eine Untersuchung mit einer offenen Klassifizierung nicht die Forderung nach *Zuverlässigkeit* stellen (Zuverlässigkeit sagt etwas aus über die Unabhängigkeit der Messung vom Untersucher und von der Untersuchungssituation; s.5.2). Es gibt ja für die Einteilung der Untersuchungsobjekte in die 4 Klassen noch keine objektiven Kriterien, und folglich kann man auch eine Übereinstimmung unterschiedlicher Untersucher schwerlich erwarten.

Weil die Frage nach der Zuverlässigkeit wenig sinnvoll ist, ist es gelegentlich auch schwer möglich, die *Validität* des benutzten Meßinstruments zu prüfen (Validität zielt auf den Grad, in dem auch tatsächlich gemessen wird, was gemessen werden soll; s.5.2). Es ist natürlich wichtig, daß sich der Untersucher die Frage vorlegt, wie weit es einen logischen Zusammenhang zwischen dem zu messenden Objekt (Therapietreue) und der Art und Weise, in der er dies zu messen gedenkt (Anzahl der abgegebenen Medikament), gibt. Es geht hier um die Beurteilung der sog. „face validity".
Für explorative Studien dieser Art ist *Repräsentativität* nicht erforderlich (Repräsentativität ist das Ausmaß, in welchem sich die Ergebnisse in Richtung auf ein großes allgemeines Sample verallgemeinern lassen; s.6.2). Im Prinzip ist man vorzugsweise an relevanten Informationen interessiert. Dies bedeutet oftmals, daß man gerade diejenigen Elemente der Untersuchung auswählt, von denen man den größten Informationsgewinn erwartet. Als Beispiel dienen die klinischen Beschrei-

bungen Freuds oder die Untersuchung einiger „schöner" Krankheitsbilder. Oft
versucht der Untersucher dadurch in die Tiefe zu dringen, daß er aus einigen Fällen das unterschiedlichste Material zusammenträgt und dieses systematisch ordnet
und beschreibt.

Bei solchen Untersuchungen - das Studium nur eines oder einiger Fälle (aus diesem Grunde auch Fallstudien genannt) - besteht die Gefahr, daß Beschreibung
und Analyse durcheinander geraten. Es wird deshalb auch empfohlen, dies ausdrücklich auseinanderzuhalten.

Geschlossene Klassifizierungen

Ist das Klassifizierungssystem einmal geschlossen und bestehen für die einzelnen
Klassen deutlich umschriebene Kriterien, dann kann die Erforschung des Untersuchungsobjekts mit Hilfe einer geschlossenen Klassifizierung durchgeführt werden. Hierbei geht es um eine systematische Beschreibung des untersuchten Phänomens nach objektiv festgelegten Kriterien. Man kategorisiert, zählt und ordnet das
Material in der Weise, daß sich daraus die Häufigkeit und die Verteilung einer
Erkrankung in der Gesamtbevölkerung und in einer Subpopulation ableiten lassen. Dabei wird ausdrücklich nicht von speziellen Hypothesen ausgegangen.

Beispiele für solche Untersuchungen kennen wir aus der Biologie, wo man
Tiere und Pflanzen sorgfältig und systematisch beschrieben und katalogisiert hat.
In der Epidemiologie kann man die Beschreibung von Krankheitsbildern zu die-
ser Art von Untersuchungen rechnen [23].

Dann ist eine Prüfung der Zuverlässigkeit des Meßinstruments möglich. Alle Phänomene sind eingehend beschrieben, die objektiven Ordnungskriterien liegen vor,
und der Untersucher hat hierauf keinen Einfluß mehr. Wir können also feststellen,
wie zuverlässig die benutzten Meßinstrumente sind.

Soll eine deskriptive explorative Studie zu validen Aussagen führen, dann müssen wir valide, weitmöglichst „geeichte" Meßinstrumente benutzen.

Gleichzeitig ist es sinnvoll, die Untersuchungspopulation ein wenig sorgfältiger
zusammenzustellen. Will der Untersucher z. B. aufgrund eines Teils seiner Patienten eine Aussage über die Häufigkeit des Phänomens Hochdruck in seiner Praxis
machen, dann muß er dazu eine Stichprobenauswahl aus seiner Gesamtklientel
treffen. Will er seine Aussage auf Befunde der Patienten gründen, die die Sprechstunde aufsuchen, dann ergibt dies ein Zerrbild. Es besteht ja die große Wahrscheinlichkeit, daß die Hypertonie auch bei Personen auftritt, die deswegen (noch)
keine ärztliche Hilfe in Anspruch genommen haben. Diejenigen Hypertoniepatienten, die in die Sprechstunde kommen, stellen also eine einseitige Auswahl aller
Hypertoniker dar (s. 6.2). Daneben sind diejenigen Patienten, die schnell mit
irgendwelchen Beschwerden zum Hausarzt gehen, in dieser Gruppe ebenso überrepräsentiert wie Patienten mit Krankheiten, die einen häufigen Besuch nötig
machen.

Es müssen also alle Kategorien des zu erforschenden Phänomens die gleiche
Möglichkeit zur Teilnahme an der Stichprobe erhalten. Gerade aus dem Vergleich
der Prävalenz unterschiedlicher Patientengruppen lassen sich wertvolle Befunde
hinsichtlich des Phänomens Hypertonie ableiten. Weil die Ergebnisse einer einzel-

nen Allgemeinpraxis bereits einer Selektion unterliegen, wird empfohlen, diese Art Untersuchungen auf eine Reihe von Praxen zu verteilen.

Deskriptive explorative Studien sind dann gegeben, wenn man eine Übersicht über Art und Umfang eines bestimmten Phänomens haben möchte, z. B. zur Untermauerung einer Fragestellung. In diesem Sinn trägt sie also zum Entwurf einer Hypothese bei. Diese Art von Studien erfreut sich meist keiner besonderen Wertschätzung, und man geht rasch zu experimentellen Studien über, bei denen eine Hypothese noch wenig in der Empirie oder durch die Theorie gestützt sind. Dies beinhaltet das Risiko, daß die Untersuchungsergebnisse nicht weiter reichen als das Labor oder daß die Hypothese höchstwahrscheinlich verworfen wird. Eine vorhergehende deskriptive explorative Untersuchung könnte dieser Gefahr vorbeugen.

Mit der Beschreibung bestimmter Erscheinungen in einer bestimmten Subpopulation (z. B. Altersgruppen) befinden wir uns bereits auf der Grenze zwischen deskriptiven und analytischen Studien. Es geht hier um empirische Zusammenhänge zwischen bestimmten soziodemographischen Variablen, wie Milieu, Familiengröße oder Grad der Verstädterung und den zu untersuchenden Phänomenen.

Der Zusammenhang zwischen Herz- und Gefäßleiden einerseits und Geschlechtszugehörigkeit andererseits wurde schon oft bestätigt. Dies wäre ein Beispiel für einen deskriptiven Zusammenhang. Die Geschlechtszugehörigkeit liefert aber keine Interpretation dafür, warum Männer häufiger diesen Krankheiten anheimfallen. Sie gibt lediglich einen Hinweis, in welcher Richtung weiter gesucht werden müßte. Alle charakteristischen Merkmale bei Männern und Frauen, die für einen möglichen Zusammenhang mit Herz- und Gefäßkrankheiten in Frage kommen, müssen bei weitergehenden analytischen explorativen Studien berücksichtigt werden, z. B. risikoreiche Lebensgewohnheiten, wie Rauchen, Alkohol und falsche Eßgewohnheiten oder bestimmte Persönlichkeitsmerkmale. Sind einmal eine Reihe von Faktoren als mögliche Verursacher bewiesen, dann können diese weiter nuanciert werden, z. B. welche biochemischen, physiologischen oder soziopsychologischen Mechanismen für die Veränderungen in der Beschaffenheit der Gefäßwände verantwortlich sind. Selbstverständlich verläuft dieser Prozeß der Zunahme unseres Wissens in einer Wechselwirkung von experimentellen und explorativen Untersuchungen. Deskriptive Zusammenhänge liefern uns also häufig allgemeine Hypothesen, die mit Hilfe analytischer Studien weiter erforscht werden können. Solche *deskriptiven Zusammenhänge,* die man mit Hilfe dieser deskriptiven Studien entdeckt, ergeben ja doch einen ersten Ansatz für Vermutungen zur Interpretation des Phänomens.

3.2 Analytisch-explorative Studien

Analytisch-explorative Studien sind vorzugsweise dann indiziert, wenn der Untersucher eine Hypothese über den *Zusammenhang* bestimmter Phänomene zu entwerfen sich bemüht. Es geht dann um den Zusammenhang zwischen Variablen des einen Phänomens und den Variablen des anderen, so daß man auch wohl von einer bi- oder multivarianten Studie spricht.

In diesem Stadium liegt ein allgemeiner theoretischer Rahmen vor. Daraus lassen sich bestimmte Erwartungen ableiten, die gleichzeitig den roten Faden bei der Analyse bilden. Diesen Erwartungen mangelt noch die Exaktheit einer Hypothese, sie bilden aber eine allgemeine Rahmenvorstellung, die Aufschluß liefert über die Variablen, die in der Studie gemessen werden und über die Zusammenhänge, die man untersuchen möchte.

Im allgemeinen bedeutet dies, daß die Studie breit angelegt werden muß: Das Terrain der Untersuchung wird eher ausgedehnt als eingeschränkt (wie dies bei experimentellen Studien der Fall ist). Als Folge davon wird in den Untersuchungsentwurf meist eine Vielzahl von Variablen aufgenommen. Es sind ja doch verschiedene theoretische Interpretationen möglich. Die Studie soll Hypothesen über die wahrscheinlichsten Kausalzusammenhänge ergeben. Hat man für die Phänomene, z.B. eine Erkrankung, einmal eine Möglichkeit zur Messung entwickelt, dann spricht man von *Variablen*. Eine Variable ist dadurch charakterisiert, daß sie unterschiedliche Werte annehmen kann. Der Blutdruck zeigt bei unterschiedlichen Personen unterschiedliche Werte. Neben den *Variablen,* deren Zusammenhänge man untersuchen möchte – die *unabhängigen* (die möglichen Ursachen) und die *abhängigen Variablen* (die möglichen Folgen) –, muß der Untersucher auch mit sog. *„Störvariablen"* rechnen (s. auch 1.3). Dies sind Variable, die den Untersucher von dem allgemeinen theoretischen Rahmen aus nicht interessieren, die aber doch mit den abhängigen oder den unabhängigen Variablen in Zusammenhang stehen. Diese Variablen behindern so den Blick auf den Zusammenhang zwischen unabhängigen und abhängigen Variablen.

Wird beispielsweise einmal angenommen, Rauchgewohnheiten beeinflußten die Entstehung der Hypertonie, während gleichzeitig bekannt ist, daß die Entstehung der Hypertonie auch mit bestimmten Persönlichkeitsfaktoren (z.B. Persönlichkeitsmerkmal A) zusammenhängt, dann muß der Untersucher dies berücksichtigen. Findet er z.B. in einer bestimmten Altersgruppe einen deutlichen Zusammenhang zwischen Rauchen und Hypertonie, dann ist es noch fraglich, ob diese Korrelation auch besteht, wenn sie in der Gruppe mit dem Persönlichkeitsmerkmal A und der Gruppe mit dem Merkmal B gesondert untersucht wird.

Sind dem Untersucher Faktoren bekannt, die mit eine Rolle spielen bei der Interpretation des fraglichen Phänomens, dann sollte er diese immer in seinen Untersuchungsentwurf mit einbeziehen. Hernach kann er dann die Frage abklären, inwieweit die Ursache X allein in bestimmten Kategorien der Gesamtbevölkerung das Phänomen Y beeinflußte und inwieweit ein ursprünglich gefundener Zusammenhang nur scheinbar besteht.

Häufig wird als Teil der Untersuchung zuerst das Untersuchungsinstrumentarium entwickelt. Wenn dies einmal festliegt, dann ist die Frage nach dessen Zuverlässigkeit und Validität natürlich wichtig. Danach beginnt man sogleich mit der eigentlichen Untersuchung.

Der breite Ansatz dieser Art von Studien (meist werden ziemlich viele unabhängige Variable mituntersucht) bringt es mit sich, daß der Nutzeffekt einer Verbesserung von Zuverlässigkeit und Validität gering ist. In der Praxis bedeutet dies, daß man hinsichtlich Zuverlässigkeit und Validität weniger strenge Anforderungen stellt als z.B. bei rein experimentellen Studien.

Eine andere Frage bildet die Auswahl der Untersuchungseinheiten. Dies hängt ab vom Zweck der Studie, sowie davon, ob eine Repräsentativität erreicht werden muß.

Ist der Untersucher lediglich an der Frage interessiert, ob eine bestimmte Ursache X das Phänomen Y beeinflußt, kann man die Untersuchung auf den Extremfall von X konzentrieren, d.h. auf eine Gruppe, in der X sehr stark und auf eine Gruppe, in der X kaum vorhanden ist. Will man z.B. untersuchen, ob Karies etwas mit Naschen zu tun hat, dann kann man eine Gruppe von Kindern, die überhaupt nicht naschen mit einer Gruppe vergleichen, die extrem viel nascht.

Ein solcher Ansatz genügt natürlich nicht, wenn man an dem exakten Anteil des Naschens an der Karies interessiert ist. In diesem Fall muß man sehr wohl von der Repräsentativität ausgehen: Alle Gruppen von den Nicht-Naschern bis hin zu den Viel-Naschern müssen in der Stichprobe repräsentiert sein.

3.3 Das Verhältnis von deskriptiv-explorativen zu analytisch-explorativen Studien

Wir haben hier explorative Studien in Reinform beschrieben. Man muß sich dabei deutlich vor Augen halten, daß bei vielen Untersuchungen die Beschreibung eines Phänomens nur die erste Phase darstellt. Meist folgt darauf in derselben Studie noch eine deskriptiv-analytische Phase. Es ist ebenfalls häufig sehr wohl möglich, daß man während ein und derselben Studie das erforderliche Instrumentarium und eine Klassifikation entwickelt. So ist es beim Beispiel der Compliance-Studie gut denkbar, als ersten Punkt mittels der Verschreibungen des Hausarztes eine Klassifizierung der Non-Compliance zu entwerfen. Als zweiter Punkt wird dann in einer auf die Extreme konzentrierten Stichprobe (also bei Patienten mit einer sehr hohen und einer seh geringen Compliance) mit Hilfe bestimmter Ergebnisse einen Kausalzusammenhang zu finden sein.

Ein bekanntes Beispiel sind auch die offenen Fragen bei Enquête-Untersuchungen. Die Analyse des Inhalts der Antworten zu diesen Fragen ergibt dann ein System von Kategorien, mit dem der Untersucher die Analyse weiter treiben kann.

Oftmals jedoch stellt das Erarbeiten des Meßinstrumentariums und des Klassifizierungssystems für sich bereits eine dermaßen wichtige und arbeitsintensive Aufgabe dar, daß dazu eine gesonderte Studie mehr als gerechtfertigt ist. Wir denken z.B. an die Erstellung eines Klassifizierungssystems für die Beratungsursachen der Patienten, für das Vorgehen des Hausarztes oder für die in der Allgemeinpraxis vorkommenden Krankheiten.

Man muß sich zwischendurch ins Gedächtnis zurückrufen, daß explorative Studien, seien sie deskriptiv oder analytisch, letztendlich auf das Zusammentragen hypothetischen Wissens gerichtet sind, das dann einer Überprüfung unterworfen werden muß. Es kommt jedoch allzu häufig vor, daß der Untersucher in der explorierenden Phase stecken bleibt. Die Studie liefert dann zwar eine Reihe von Hypothesen, die aber angesichts der Tatsache, daß eine Testung nicht in Betracht kommt, beträchtlich an Wert verlieren. Eine solche Untersuchung liefert dann doch keinen echten Beitrag zur Vertiefung des Themas.

3.4 Zusammenfassung

In diesem Kapitel sind wir näher auf explorative Studien eingegangen, wie sie in
Kap. 2 bereits unterschieden worden sind. Dabei wurde gleichzeitig erörtert, inwieweit es möglich oder notwendig ist, Maßnahmen zu treffen, um den Anforderungen an die Zuverlässigkeit und die Validität des benutzten Meßinstrumentariums
und die Repräsentativität der Untersuchungspopulation weitgehend zu genügen.
Bei der Besprechung der deskriptiven explorativen Studien wurde unterschieden
zwischen solchen mit einer geschlossenen Klassifizierung und solchen ohne eine
geschlossene Klassifizierung. Weiter wurde eingegangen auf die Konsequenzen
dieser Unterscheidung für die methodischen Anforderungen. Daneben unterscheiden wir analytisch-explorative Studien. Relativ allgemeine theoretische Ausgangs-
positionen bestimmen die Variablen, die in den Untersuchungsentwurf einbezogen
werden. Wir haben auch auf die Gefahr von „Störvariablen" hingewiesen und auf
die Notwendigkeit, beim Entwurf einer Untersuchung damit zu rechnen. Schließlich sind wir kurz auf die Beziehungen zwischen deskriptiven und analytischen
Studien eingegangen. Es folgt hier noch eine zusammenfassende schematische
Übersicht:

Merkmale deskriptiv-explorativer und analytisch-explorativer Studien

Deskriptiv-explorative Studie	*Analytisch-explorative Studie*
– univariant	– bi- oder multivariant
– z. B. Entwicklung eines Meßinstrumenta- riums (offene Klassifizierung), Entwurf von Hypothesen über Art und Häufigkeit eines Phänomens	– zielt auf Theorie über Ursachen (unabhän- gige Variable) eines oder mehrerer Phäno- mene (abhängige Variable)
– Zuverlässigkeit, Validität bei offenen Klas- sifizierungen nicht zur Debatte stehend, bei geschlossenen Klassifizierungen erstre- benswert	– Zuverlässigkeit und Validität so weit wie möglich erstrebenswert
– Repräsentativität oft nicht notwendig	– Repräsentativität abhängig vom Zweck der Untersuchung

4 Entwurf einer Studie (II)
– Experimentelle (Hypothesen testende) Studien –

Wie in Kap. 2 erwähnt, stehen experimentelle Studien zur Diskussion, wenn über den Untersuchungsgegenstand bereits einiges bekannt ist. Aufgrund dieser Kenntnisse lassen sich dann mehr oder weniger wahrscheinliche Hypothesen aufstellen, die in einer experimentellen Untersuchung gleichsam einem kritischen Test unterzogen werden.

Kenntnisse über den Untersuchungsgegenstand lassen sich auf mancherlei Weise gewinnen. Das Literaturstudium liefert dem Untersucher eine Übersicht über den theoretischen und empirischen Stand der Dinge. Eine andere Möglichkeit wäre die, daß eigene explorative Studien zu einer Hypothese geführt haben. Im Idealfall müßte eine Hypothese aus theoretischen Erwägungen über das Thema abgeleitet werden.

Das Problem besteht aber darin, daß auch in der Medizin häufig die notwendigen theoretischen Grundlagen fehlen. Die Kriterien für einen Test werden dann der Empirie oder der Praxis entnommen. Bei diesem Entwurf nimmt eine kritisch vergleichende Untersuchung ihren Ausgangspunkt meist nicht von eindeutigen theoretischen Vermutungen. Eine solche Untersuchung kann natürlich dann einen Beitrag zur Theorie leisten, wenn man die Ergebnisse im Sinne einer Theorie zu deuten versucht. In Wirklichkeit führt eine solche vergleichende Studie dann zu theoretischen Erwägungen, statt von einer Theorie auszugehen.

Dieses Ziel wird oft nicht ausdrücklich formuliert. Außerdem tragen viele Untersuchungen in der Medizin den Stempel der praktischen Anwendung. Dies besagt natürlich nicht, daß die Studie damit wertlos ist; denken wir z. B. an Arzneimittelprüfungen. Kann man auch die Wirkung des Arzneimittels A auf die Erkrankung B theoretisch nicht ausreichend erklären, so kann dies doch sehr große praktische Bedeutung haben. Die Feststellung, daß das Arzneimittel wirkt, ist für die Therapie von großer Bedeutung. Die Formulierung einer Hypothese bei einer experimentellen Studie erfolgt dann ohne theoretische Erwägungen auf der Basis empirischer Argumente (ein Ersatz des Arzneimittels B durch A ist z. B. dann der Mühe wert, wenn A besser wirkt als B).

Wir wollen nun deskriptiven und analytisch-experimentellen Studien gesondert unsere Aufmerksamkeit widmen. Voranschicken werden wir eine Reihe von Punkten, die bei experimentellen Studien immer beachtet werden müssen.

4.1 Vorbereitung

Liegen die Fragestellung und die daraus abgeleiteten Teilaspekte oder Hypothesen einmal fest, sollte man sich vor Beginn der Untersuchung eingehend Rechenschaft über die Folgerungen aus möglichen Untersuchungsergebnissen ablegen und zwar sowohl für die Theorie als auch für die Praxis. Dazu müssen die Teilfragen oder die Hypothesen genügend detailliert sein. Erst dann ist es möglich, über die zahlenmäßigen Kriterien für die Annahme oder Verwerfung einer Hypothese zu entscheiden. In Kap. 7 werden wir hierauf näher eingehen.

Eine andere wichtige Frage betrifft die *Validität* des benutzten Meßinstrumentariums. Ist darüber genügend bekannt, z. B. aus früheren Untersuchungen? Gibt es hier Fragen, dann müssen diese vor Beginn der Untersuchung geklärt werden. Natürlich kann eine Validitätsuntersuchung einen Teil der experimentellen Studie bilden; wenn es aber nicht gelingt, ein ausreichend valides Meßinstrumentarium zu entwickeln, dann ist die Überprüfung der Hypothese in der Tat nicht möglich.

Das gleiche gilt für die *Zuverlässigkeit* des Meßinstrumentariums. Liegen hier Erkenntnisse vor? Gibt es eindeutige und objektive Kriterien und Gebrauchsanleitungen? Falls nein, werden diese vor Beginn der eigentlichen Studie erarbeitet werden müssen. Unzuverlässige Meßinstrumente müssen so weit nachgebessert werden, daß sie einen akzeptablen Stand erreichen.

Ein schwieriger Punkt ist in diesem Zusammenhang die Frage, mit welchem Standard von Zuverlässigkeit und Validität sich der Untersucher begnügen muß. Im Gegensatz zu naturwissenschaftlichen Studien ist in der Medizin und ganz sicher in der Allgemeinmedizin das Untersuchungsobjekt meist der Patient. Daneben werden die Messungen auch meist von Menschen durchgeführt. Vor allem bei Beobachtungen und Beurteilungen sind menschliche Fehler kaum auszuschließen. Hinsichtlich Zuverlässigkeit und Validität wird man deshalb häufig Kompromisse eingehen müssen.

Bei experimentellen Studien muß man weiter der Auswahl der Untersuchungsobjekte Beachtung schenken. Es ist deshalb erforderlich, die Population, über die die Untersuchung etwas aussagen soll, eindeutig zu umschreiben.

Dies stellt sich bei vielen klinischen Untersuchungen als Problem dar. Häufig ist nicht bekannt, aus welcher Population sich die untersuchten Krankheitsfälle rekrutieren. Ganz allgemein kann man auch bei experimentellen Studien annehmen, daß deren Wert in dem Maße steigt, wie die Untersuchung Rückschlüsse auf größere Populationen erlaubt. Auch hierbei kann natürlich wieder dankbar von den Möglichkeiten der Statistik Gebrauch gemacht werden; in Kap. 6 werden wir darauf noch zurückkommen.

Nach diesen Bemerkungen wird dem Leser deutlich geworden sein, daß experimentelle Studien in erster Linie auf der Grundlage von Befunden einer neuen Untersuchungspopulation durchgeführt werden müssen. Das heißt also, daß der Entwurf und die Überprüfung einer Hypothese niemals aufgrund ein und desselben Materials geschehen dürfen. Es ist wohl möglich, die Untersuchungspopulation in 2 Hälften zu teilen, die eine, um daraus mittels Exploration eine Hypothese aufzustellen, die andere, um diese Hypothese zu testen.

Trotzdem ist dies ein häufig vorkommender Fehler. Der Forscher legt sein Programm breit explorativ an, findet in seinem Material eine Reihe von Zusammenhängen und diskutiert diese so, als beträfen sie das Ergebnis der Testung einer zuvor aufgestellten Hypothese.

Die beschriebenen Anforderungen an Validität, Zuverlässigkeit und Repräsentativität gelten, wie gesagt, auch für explorative Studien. Im Vergleich zu experimentellen Studien verschiebt sich jedoch der Akzent. Was bei explorativen Studien erwünscht ist, ist bei experimentellen Studien ein hartes Muß.

4.2 Deskriptiv-experimentelle Studien

Diese Art von Studien wird in der gängigen Literatur eigentlich kaum gesondert besprochen. Eine Erklärung dafür liefert vielleicht die Tatsache, daß alle wissenschaftlichen Aktivitäten auf Analyse und Prognostizierung der Realität zielen, und zwar im Hinblick auf eine Manipulation dieser Wirklichkeit. Die Analyse eines Phänomens nimmt aber zumindest die Untersuchung zweier Variabler in ihrem wechselseitigen Zusammenspiel an, die vermutete Ursache und deren Folgen. Nichtsdestoweniger stellt die deskriptive experimentelle Untersuchung in der Medizin einen äußerst relevanten Typ von Untersuchung dar, der auch für die Praxis der ärztlichen Versorgung fruchtbar sein kann. Wir können dies anhand einer Studie über den akuten Kreuzschmerz illustrieren, die die Arbeitsgruppe wissenschaftliche Forschung der NHG durchgeführt hat [6]. Eine der Fragen dieser Studie lautete: „Hat der akute Kreuzschmerz ohne Schmerzausstrahlung einen günstigeren Verlauf und eine bessere Prognose als der akute Kreuzschmerz mit Ausstrahlung?" In einer deskriptiven explorierenden Studie hatte der britische Hausarzt Barker bei Kreuzschmerzpatienten 2 Typen gefunden [3]. Eine Gruppe wies eine Schmerzausstrahlung in ein oder beide Beine auf; die andere Gruppe gab keine Schmerzausstrahlung an. Weiter stellte Barker fest, daß beide Gruppen einen unterschiedlichen Verlauf zeigten. Die Kreuzschmerzen ohne Ausstrahlung schienen verhältnismäßig rasch und spontan zurückzugehen, während Kreuzschmerzen mit Ausstrahlung meist einen längeren Verlauf zeigten.

In einer anderen Untersuchung wurden die Befunde Barkers noch einmal bestätigt. Dies gab der Arbeitsgruppe wissenschaftliche Forschung Veranlassung, die Untersuchungen Barkers zu wiederholen. Anhand der Befunde einer großen Zahl willkürlich ausgewählter Allgemeinpraxen wurde Barkers Hypothese überprüft. Tatsächlich kam bei der Untersuchung heraus, daß der Verlauf bei Kreuzschmerzen mit Ausstrahlung ungünstiger ist als bei Kreuzschmerzen ohne Ausstrahlung.

Die klinische Relevanz dieser Entdeckung läßt sich erraten. Vor allem in der Allgemeinpraxis ist es vom Gesichtspunkt der Prävention somatischer Fixierung aus äußerst wichtig zu wissen, ob Beschwerden spontan abklingen. Dies gilt um so mehr, je weniger theoretische oder empirische Erkenntnisse über die möglichen Ursachen des Kreuzschmerzes vorliegen. Die Erkenntnis, daß die Beschwerden häufig spontan abklingen, läßt den Verzicht auf eine ärztliche Intervention oder eine bloße Verlaufsbeobachtung als eine zu vertretende Handlungsweise erscheinen.

Neben der praktischen Relevanz, die sich aus diesem Beispiel ergibt, liefern deskriptive experimentelle Studien auch einen Beitrag zur weiteren Theorie. Die folgende Phase im Prozeß der Erforschung wäre nämlich, die möglichen Ursachen des unterschiedlichen Verlaufs der beiden Beschwerdebilder zu entdecken. Das Zusammentragen möglicher Erklärungen mündet in eine analytische explorative Studie, die ihrerseits wiederum die Hyothese für eine analytische experimentelle Studie liefert.

Auch im Bereich des Managements sind häufig deskriptive experimentelle Studien indiziert. Untersuchungen auf diesem Gebiet gehen häufig von Prüfungskriterien aus, die sich auf praktisch-organisatorische oder finanzielle Erwägungen gründen. Ein Beispiel möge dies deutlich machen:

Angenommen, es gehe bei der Entdeckung und Behandlung der Hypertonie um eine Alternative Allgemeinpraxis oder Beratungsstelle. Aus Gründen der Effizienz steht die Tätigkeit der Beratungsstelle doch schon zur Diskussion, und man gibt im Prinzip der Allgemeinpraxis den Vorzug. Weiter ist klar, daß das Ausmaß des Hypertonieproblems die Frage bestimmt, ob ein Hausarzt mit 2000 eingeschriebenen Patienten dies alles noch übernehmen kann ohne allzu große finanzielle Anforderungen.

Eine Reihe komplizierter Berechnungen haben ergeben, daß der Aufgabenbereich einer normal großen Praxis nicht überproportional belastet wird, wenn nicht mehr als 10% der Praxispopulation letztendlich für die Hypertonikerbetreuung in Betracht kommt. Auf der Basis des Gesagten läßt sich folgende Hypothese formulieren: „Die Zahl der nach einem Screening in der Allgemeinpraxis für eine Hypertoniebehandlung in Betracht kommenden Patienten ist im Mittel kleiner als oder gleich 10% aller Screeningteilnehmer.“

Diese Hypothese ist bereits so konkret formuliert, daß sie eine statistische Testung erlaubt. In Kap. 7 kommen wir hierauf noch ausführlich zurück.

Eine weitere häufig vorkommende Variante der deskriptiven experimentellen Studie stellt die Validisierungsstudie dar. Eine solche Untersuchung steht meist nicht für sich allein, sondern bildet einen Teil einer größeren Untersuchung. In der Regel geht es bei dieser Studie um die Verbesserung der Zuverlässigkeit und der Validität eines Meßinstrumentariums. Hinsichtlich der Zuverlässigkeit geht es um die Reproduzierbarkeit eines Meßinstruments, d.h. man untersucht, inwieweit bestimmte Messungen unter veränderten Bedingungen zum gleichen Ergebnis führen. Erhöhte Zuverlässigkeit hat höhere Validität zur Folge. Bei der Validität geht es meist um die Frage, in wie weit eine ausreichende Übereinstimmung zwischen den Meßergebnissen eines neu zu validierenden Instruments und einem bereits bestehenden Instrument, dessen Validität nicht zur Diskussion steht, vorhanden ist. In Kap. 5 werden wir hierauf näher eingehen.

Aus den Beispielen ergibt sich, daß es bei deskriptiven experimentellen Studien in Wahrheit um einen Vergleich der Untersuchungsergebnisse mit einem auf theoretischer oder praktischer Grundlage basierenden Maßstab geht. Liegen bereits Erkenntnisse über ein Phänomen vor, sei es in einer anderen Population oder in derselben Population in einem anderen Zeitraum, oder liegt eine bestimmte theoretisch fundierte Erwartung über das gleiche Phänomen vor, dann kann eine deskriptive experimentelle Untersuchung stattfinden.

Auch deskriptive experimentelle Studien stellen einige Anforderungen an Zuverlässigkeit und Validität. Weiter ergibt sich von selbst, daß das Untersuchungsergebnis um so höher zu bewerten ist, je weiter sich die Aussagen auf größere Populationen übertragen lassen. Diese Anforderungen gelten übrigens genau so für analytische experimentelle Studien.

In einer Hinsicht aber unterscheiden sich die deskriptiven von den analytischen experimentellen Studien. Die deskriptiven Studien wollen ein bestimmtes Phänomen in all seinen Variationen zur Geltung kommen lassen. Man stellt die Untersuchungspopulation möglichst heterogen zusammen. In der Studie über den Kreuzschmerz bedeutet das, daß man nicht nur Männer, sondern auch Frauen, nicht nur ältere, sondern auch jüngere Patienten in den Entwurf der Studie einbezieht.

Die Bedeutung dieser Tatsache läßt sich leicht erraten. Die Wirklichkeit ist meist so komplex, daß eine bestimmte Hypothese nicht oder nicht im gleichen Ausmaß für alle unterschiedlichen Kategorien paßt. Eine Überprüfung innerhalb kleinerer Subpopulationen führt zu einem nuancierteren Bild des zu untersuchenden Phänomens und letztendlich auch zu einem detaillierteren Bild der Faktoren, die eine Analyse des Phänomens erlauben.

4.3 Analytisch-experimentelle Studien

Im Prinzip muß eine analytisch-experimentelle Studie den schlüssigen Beweis dafür liefern, daß ein Faktor X die Ursache von Y darstellt. Im Idealfall geschieht das so, daß der Faktor X in eine bestimmte experimentelle Situation eingeführt wird, in der andere Faktoren, die gleichfalls als Ursache in Frage kommen, ausgeschaltet werden. Dies betrifft hier die „Störvariablen", von denen auch schon bei den explorativen Studien die Rede gewesen ist.

Bei experimentellen Studien muß der Untersucher noch sorgfältiger dafür Sorge tragen, daß diese ausgeschaltet werden. Er muß die Untersuchung als ein echtes Experiment entwerfen. Dies beinhaltet unter anderem, daß er sich um eine Vergleichsgruppe von Personen kümmert, die dem Faktor X nicht unterworfen sind. Im Fachjargon geht es hier um die *experimentelle Gruppe* und die *Kontrollgruppe*.

Wenn man beweisen will, daß die Erkrankung Y durch den Faktor X hervorgerufen wird, muß man also den Faktor X einführen. Wenn dies bei Menschen geschieht, erheben sich dagegen wichtige ethische Einwände. Man setzt ja doch Menschen dem Risiko der Erkrankung Y aus, während sie andernfalls von dieser Erkrankung (noch) nicht befallen worden wären. Aus diesem Grund versucht man auch wohl, bei Patienten, die bereits an Y erkrankt sind, den Kausalfaktor zu eliminieren.

Wenn dies nun im Vergleich zur Kontrollgruppe zu einer Besserung des Gesundheitszustands führt, dann ist - wenn den übrigen experimentellen Bedingungen Genüge getan ist - anzunehmen, daß der betreffende Faktor zur Krankheitsentstehung beigetragen hat. Ein Beispiel für derartige Untersuchungen sind Screening- und Interventionsstudien auf dem Gebiet der Herz- und Gefäßerkrankungen.

Die Qualität vergleichender Studien in dieser Form eines Experiments hängt von 2 Faktoren ab:

1) Inwieweit gelingt es mit Einführung des experimentellen Faktors X, unbeabsichtigte Nebeneffekte auszuschließen?

Ein einfaches Beispiel ist der Untersuchungsverlauf bei einer Studie über die Wirksamkeit eines neuen Hustenmittels auf den tatsächlichen Husten. Weiß der Hausarzt, wer zur experimentellen und wer zur Kontrollgruppe gehört, kann ein Nebeneffekt auftreten. Der Hausarzt wird vielleicht bei denjenigen, die das neue Mittel erhalten, besonders motivierende Ausführungen machen, während jene Patienten, die das herkömmliche Mittel (Kontrollgruppe) oder ein Plazebo erhalten, nicht suggestiv angegangen werden. Der Effekt der Suggestion des Hausarztes und das Antitussivum selbst sind dann nicht mehr auseinanderzuhalten.

Aus diesen Gründen strebt man meist danach, daß weder der Hausarzt noch der Patient die Art des verordneten Mittels kennen. In unserem Beispiel sollten also Hausarzt und Patient nicht wissen, welches Medikament der Patient erhält, ein Plazebo oder ein herkömmliches oder das neue Hustenmittel. Ein solcher Ansatz wird aus diesem Grund auch eine Doppelblindstudie genannt.

2) Inwieweit gelingt es dem Untersucher, eine vergleichbare Kontrollgruppe zu finden?

Im allgemeinen erreicht man die ideale Situation durch ein Matching, eine Randomisierung oder Standardisierung. Beim *Matching* versucht man, die experimentelle und die Kontrollgruppe hinsichtlich der für die Untersuchung relevanten Merkmale bewußt anzugleichen. Dies geschieht dadurch, daß man für jede Person A mit den Merkmalen b bis d eine Person B mit den gleichen Merkmalen sucht. So sucht man Personenpaare mit vergleichbaren Merkmalen. Danach werden beide Teile eines Paares der Kontroll- bzw. der experimentellen Gruppe zufällig zugeteilt. Eine andere Möglichkeit besteht darin, daß man die Häufigkeit relevanter Merkmale in der Kontrollgruppe der der experimentellen Gruppe gleichmacht. Man strebt z. B. an, die Altersverteilung der Patienten, die das Hustenmittel erhalten, in beiden Gruppen möglichst gleich zu machen. Die letzte Methode ist wohl etwas weniger zwingend.

Bei der *Randomisierung* werden Experimentiergruppen und Kontrollgruppe systematisch zusammengestellt, so daß aufgrund statistischer Überlegungen anzunehmen ist, daß beide Gruppen weitmöglichst übereinstimmen – auch was die relevanten Faktoren angeht.

Schließlich benutzt man noch die Methode der *Standardisierung,* namentlich in der Epidemiologie. Das Prinzip besteht darin, daß man Gewichtskoeffizienten für die Störvariable einführt wie Alter und/oder Geschlecht. Mit Hilfe der Gewichtskoeffizienten kann man die Geschlechts-/Altersklassen dann miteinander vergleichbar machen [18]. Diese Methode wird während der Analyse angewandt, während Matching und Randomisierung schon vor der Analyse durchgeführt werden.

In der Praxis scheint es bei der Untersuchung mancherlei Varianten zu geben. Streng genommen, ist ein Experiment nur in einer Laboratoriumssituation durchführbar. Weil bei vielen Untersuchungen die geforderte Laboratoriumssituation nicht nachgeahmt werden kann, müssen für die methodischen Beschränkungen, die dies mit sich bringt, andere Lösungen gesucht werden. Häufig sind die Möglichkeiten eines sauberen Experiments von ethischen und praktischen Fragen abhängig. Dies spielt z.B. bei Therapieuntersuchungen eine Rolle. Wenn eine allgemein anerkannte Therapie vorliegt, ist es aus ethischen Gründen nicht zu vertreten, einer bestimmten Patientengruppe die Therapie vorzuenthalten. In einem solchen Fall kann man dann als Kontrollgruppe eine Gruppe von Patienten wählen, die mit der anerkannten Therapie behandelt wird. Eine andere Möglichkeit besteht darin, daß man prüft, ob eine sog. observierende Studie möglich erscheint. Der experimentelle Faktor wird dann nicht gezielt manipuliert, er tritt in Wirklichkeit spontan auf. Man geht davon aus, daß die Gruppe, die dem Faktor nicht ausgesetzt war, im übrigen mit der experimentellen Gruppen vergleichbar ist. In der Praxis ist jedoch die Gefahr aller möglichen Formen von einseitiger Selektion häufig und nicht nur denkbar. Man wird dann auch gelegentlich ein wenig Wasser in den methodischen Wein gießen müssen. Dazu wurden verschiedene Lösungen gesucht, die sich hauptsächlich auf 3 Varianten zurückführen lassen.

Längsschnittstudien

Innerhalb dieser Hauptvarianten sind 2 Gruppen zu unterscheiden, nämlich prospektive und retrospektive Untersuchungen.

Bei einer prospektiven Untersuchung verfolgt man eine Gruppe von Patienten, nachdem sie einem bestimmten Faktor ausgesetzt waren. Der Unterschied zum sauberen Experiment besteht darin, daß man die Dosierung des experimentellen Faktors ebensowenig beeinflussen kann wie die Zusammenstellung der Gruppe. Man kann wohl versuchen, eine vergleichbare Kontrollgruppe zu finden. Weil aber meist eine zufällige Zuordnung zur experimentellen bzw. Kontrollgruppe nicht gegeben ist, besteht immer die Gefahr einer einseitigen Selektion und somit eines Unterschieds zwischen Kontroll- und experimenteller Gruppe. Diese Studien nennt man auch prospektive Kohortenstudie. Dabei gibt es nämlich 2 Kohorten: die Kohorte, die dem „experimentellen" Faktor ausgesetzt war, und die Kohorte mit möglichst vergleichbaren Personen, die diesem nicht ausgesetzt waren. Als Beispiel für eine solche Studie kann eine Untersuchung dienen, die den Auswirkungen des Todes eines Partners auf das Krankheitsmuster des Überlebenden nachgeht. Der Vorteil eines prospektiven Vorgehens liegt darin, daß man alle relevanten Befunde sammeln kann, im Unterschied zu einer sog. historischen *Kohortenstudie*. Bei dieser Variante der Kohortenstudie verfügt man über historisches Material, das Befunde über den „experimentellen" Faktor liefert. Wenn man hierüber verfügt, kann man 2 Kohorten zusammenstellen, die hinsichtlich der relevanten Daten vergleichbar sind. Der Nachteil dieses Vorgehens gegenüber der normalen Kohortenstudie liegt darin, daß die Fragestellung oft nicht der Materialauswahl entspricht. Es bleibt dann auch die Frage unbeantwortet, ob die Kontrollgruppe nicht andere Faktoren aufweist, die genausogut die vermutete Wirkung im Gefolge haben können. Ein Beispiel für eine historische Kohortenstudie wäre die Frage, ob Rauchen die Ursache des Bronchialkrebses sei. Man vergleicht dann aufgrund vorher festgelegter Befunde die Gruppe der Raucher mit der der Nichtraucher hinsichtlich der Prävalenz des Bronchialkarzinoms. Bei prospektiven Studien geht man also von der Ursache aus (Rauchen), um die vermutete Wirkung (Bronchialkrebs) in beiden Gruppen zu vergleichen.

Bei retrospektiven Studien geht man den umgekehrten Weg. Man argumentiert von den Folgen in Richtung Ursache. In dem hier zitierten Beispiel des Bronchialkarzinoms würde das bedeuten, daß man bei einer definierten Gruppe von Patienten mit Bronchialkarzinom versucht, ihre früheren Rauchgewohnheiten herauszufinden. Weiter versucht man, eine Kontrollgruppe zusammenzustellen, die der Gruppe der Bronchialkarzinompatienten hinsichtlich relevanter Merkmale vergleichbar ist. Auch bei dieser Gruppe untersucht man den Kausalfaktor (Rauchgewohnheiten). Der Vergleich beider Gruppen hinsichtlich der Rauchgewohnheiten ergibt dann einen Aufschluß über das Rauchen als mögliche Ursache des Bronchialkrebses. Diese Variante einer Langzeituntersuchung nennt man auch *Patientenkontrollstudie*. Nur wenn es gelingt, alle als relevant anzusehenden „Stör"faktoren auszuschalten (dadurch, daß sie sich im Untersuchungssample und in der Kontrollgruppe jeweils gleich stark auswirken, oder dadurch, daß man im nachhinein beweisen kann, daß beide Gruppen in diesem Punkt vergleichbar sind), kommt diese Art von Untersuchung dem reinen Experiment nahe. Weil man hier aber ziemlich tief in die Vorgeschichte des Patienten eindringen muß, ist das meist nicht so leicht zu bewerkstelligen.

Studien ohne Kontrollgruppe

Eine andere, noch weniger stringente Methode arbeitet ohne Kontrollgruppe. Man untersucht dann ausschließlich die Veränderung, die ein bestimmter Faktor im Gefolge hat, ohne den Vergleich mit einer Kontrollgruppe. Man kann diesen Ansatz auch noch um eine Reihe von Messungen ausweiten. So kann man prospektiv den Ablauf eines Prozesses im Laufe der Zeit untersuchen. Weiter kann man auch die Wirksamkeit des „experimentellen" Faktors variieren und dessen Auswirkung auf die abhängige Variable untersuchen. Wenn man registrierte Daten benutzen kann, läßt sich diese Art von Studien auch retrospektiv durchführen unter der Voraussetzung, daß man über eine Patientengruppe verfügt, die dem Kausalfaktor ausgesetzt gewesen ist. In diesem Fall wird es allerdings schwierig, Aufschlüsse über eventuelle Störvariable zu gewinnen.

Korrelationsstudien

Neben dieser Art quasi-experimenteller Studien kann man noch sog. Korrelationsstudien (auch „Cross-sectional"- oder Querschnittstudie) unterscheiden. Dabei handelt es sich um eine noch schwächere Variante analytisch-experimenteller Studien. Man begnügt sich hier mit dem empirischen Zusammenhang zweier Variablen, die gleichzeitig gemessen werden. Der Kausalzusammenhang zwischen unabhängiger und abhängiger Variable wird dann theoretisch abgeleitet. Es ist jedoch leicht einsehbar, daß man damit noch keinen zwingenden Beweis für den Kausalzusammenhang zweier Variablen in den Händen hat. Wenn man gleichzeitig Daten über die Einnahme der Pille und Krampfadern sammelt und danach

eine Korrelation zwischen beiden konstatiert, dann ist es sehr fraglich, ob Krampfadern u. a. als Folge der Pille anzusehen sind. Man weiß ja doch noch nicht sicher,
ob die Varizen nicht schon vor der Pilleneinnahme bestanden haben.

Im reinen Experiment kommt man dem bestmöglich Erreichbaren nahe. Die
experimentelle Ursache X wird manipuliert, und man beobachtet dann, ob sich
die erwartete Veränderung Y tatsächlich einstellt. Die Ergebnisse lassen dann folgende Art von Aussagen zu: „Wenn der Wert für X zunimmt, wird auch Y größer". Das ist eine im Wesen andere Aussage als jene, die man aufgrund einer Korrelationsstudie machen kann, z. B.: „Wenn X vorliegt, tritt auch Y auf". Der
Unterschied liegt in der zeitlichen Reihenfolge zwischen X und Y. Im reinen
Experiment hat man Gewißheit über die Tatsache, daß X Y vorausgeht und
gleichzeitig, daß jede Veränderung von X mit einer Änderung von Y einhergeht.
In diesem Fall sprechen wir von einem *Kausalzusammenhang,* während man bei
Korrelationsstudien ausschließlich von einem *empirischen Zusammenhang* spricht.
Auf diese Weise erfährt man dann auch nichts über die ursächliche Wirkung eines
Faktors. Wie gesagt, wird diese häufig theoretisch abgeleitet.

Abgesehen davon, daß man bei dieser Variante nichts über die Reihenfolge beider Faktoren weiß (man weiß also nicht sicher, welcher Faktor die Ursache und
welcher die Folge ist), ist es auch nicht möglich, vorher die Störvariable zu kontrollieren. Nur indem man während der Untersuchung Informationen über alle
relevanten Faktoren gewinnt und deren Auswirkung in der Analyse untersucht,
kann man versuchen, diese in den Griff zu bekommen.

Ein Nachteil besteht also darin, daß die Befunde an *einem* Zeitpunkt erhoben
werden. Jedenfalls ist eine Korrelationsstudie dann sicher nicht sinnvoll, wenn die
Auswirkung des Faktors X einen mehr prozeßhaften Charakter trägt. Trotzdem ist
man gelegentlich auf diese Art einer analytisch-experimentellen Studie angewiesen, weil es keine andere Möglichkeit gibt. In der Praxis wird man häufig alle
möglichen Mischformen der besprochenen Varianten benutzen.

4.4 Einige Randbemerkungen

In dem Vorhergehenden wurden bereits verschiedene relativierende Anmerkungen
bei den Möglichkeiten angebracht, eine eindeutig experimentelle Studie durchzuführen. Bei analytisch-experimentellen Studien wird man diese Reinheit der Lehre
oft nicht realisieren können. Alle möglichen unerwünschten Wirkungen bedrohen
den vorher so genau überdachten Ansatz.

Bei den Naturwissenschaften kann man von einer einfachen Ursache-Folge-
Beziehung ausgehen. In der Medizin, wo Menschen das Studienobjekt bilden, ist
diese einfache Ursache-Folge-Beziehung in vielen Fällen nicht gegeben, man hat
es mit einer multikonditionalen Realität zu tun. Die Wirksamkeit einer Therapie
wird nicht nur durch das Medikament, sondern in gleichem Ausmaß von der
Befolgung der Anweisungen durch den Patienten, dessen körperlichem Zustand
oder durch die Einstellung des Patienten zur Therapie bestimmt. Weiter reagieren
Menschen auch auf die Untersuchungssituation. Aus diesem Grunde entspricht
die naturwissenschaftliche Realität der Laboratoriumssituation viel eher als die

medizinische. Versucht man, dem reinen Experiment möglichst nahe zu kommen, dann besteht die Chance, daß das Ergebnis die Grenzen des Laboratoriums nicht überschreitet, während es doch einen Bezug zur normalen Patientenbetreuung haben soll. Die Gültigkeit der Untersuchungsergebnisse und die Reinheit der Lehre stehen hier miteinander auf Kriegsfuß. Man wählt häufig einen Mittelweg durch den sog. *Feldversuch,* bei dem man die Störvariablen weitestmöglich in den Griff zu bekommen versucht und diese in die Analyse einbezieht. In anderen Fällen akzeptiert man die komplexe Realität wie sie ist und führt eine Studie ohne Kontrollgruppe durch. Man untersucht dann, ob der beabsichtigte Effekt eingetreten ist und, falls ja, unter welchen Bedingungen er zustande kam. Diese Art Studien nennt man auch *Evaluations-* oder Aktionsstudie. Dies alles bedeutet nicht, daß der Untersucher – namentlich bei experimentellen Studien – nicht im voraus eine Reihe gezielter Maßnahmen treffen muß, die den Wert der Studie sicherstellen. Es kommt manchmal vor, daß eine Studie experimentell konzipiert war und daß der Ansatz insofern mangelhaft ausgearbeitet wurde, als man den damit verbundenen Anforderungen nicht entsprechend Rechnung getragen hatte. Häufig sieht man, daß eine Studie aus diesem Grund lediglich explorativ genannt wurde, was ihren Wert beträchtlich mindert.

Wesentlich anders liegen die Dinge, wenn das Verwerfen der zu überprüfenden Hypothesen zu einer näheren Exploration des Materials führt. Daraus ergeben sich dann neue Hypothesen, die an neuem Material wiederum überprüft werden können. Dies ist selbstverständlich eine völlig legitime Arbeitsweise.

In anderen Fällen sieht man, daß die Begründung einer bestimmten Hypothese ungenügend war und daß aus diesem Grunde keine Kriterien festgelegt wurden, mit deren Hilfe man über Annahme oder Ablehnung der Hypothese entscheiden konnte. In einem solchen Fall ist es zu früh, um zur Testung überzugehen. Man sieht jedoch viel zu oft, daß aus einer ausgedehnten Korrelationsmatrix signifikante Zusammenhänge aufgezeigt werden. Dann wird die Hypothese verworfen oder akzeptiert, und man vermeldet das Ergebnis, als beträfe es eine experimentelle Studie. Eigentlich handelt es sich hier um den Entwurf einer Hypothese, der höchstens spezielle Hypothesen ergibt, die für eine Testung in Betracht kommen, also um eine explorative Studie.

Aus dem Gesagten wird deutlich, daß die drei vorgestellten Arten analytischer Studien für sich nicht experimentell sein müssen. Richtschnur für die Definition, ob von experimenteller oder explorativer Studie die Rede ist, bildet die Fragestellung. Außer Korrelationsstudien werden auch Kohorten- oder Patientenkontrollstudien häufig explorativ gebraucht. Bei demographischen Untersuchungen werden sie häufig selbst in rein deskriptiver Form benutzt.

4.5 Zusammenfassung

In diesem Kapitel wurden experimentelle Studien behandelt, und zwar sowohl die deskriptive als auch die analytische Variante. Wir haben dargelegt, daß i. allg. an experimentelle Studien höhere Anforderungen zu stellen sind als an explorierende. Dies bedeutet, daß man auch viel sorgfältiger darauf achten muß, eine gute

Zuverlässigkeit und Validität der Meßinstrumente und die erforderliche Repräsentativität zu gewährleisten.

Anhand einiger Beispiele haben wir die Wichtigkeit deskriptiver experimenteller Studien für die Allgemeinmedizin erläutert. Weiter gingen wir näher auf analytisch-experimentelle Studien ein, wobei wir 3 Varianten unterschieden haben, nämlich experimentelle, quasi-experimentelle und Korrelationsstudien. Dabei ist das Experiment die sauberste Art, Korrelationsstudien sind ziemlich ungenau. Für welche Variante man sich entscheidet, hängt häufig von den zur Verfügung stehenden Möglichkeiten ab, inwieweit man von der Idealsituation, dem exakten Experiment, ausgehen kann. In vivo ist das Experiment nicht oder schlecht durchführbar, man ist deshalb auf weniger stringente Möglichkeiten angewiesen.

Merkmale experimentell-deskriptiver und experimentell-analytischer Studien

Experimentell-deskriptiv	Experimentell-analytisch
- Hohe Anforderungen an Validität und Zuverlässigkeit	- Hohe Anforderungen an Validität und Zuverlässigkeit
- Repräsentativität erstrebenswert, unbeabsichtigte Selektion vermeiden	- Repräsentativität erstrebenswert, unbeabsichtigte Selektion vermeiden
- Univariant	- Bi- und multivariant
- z. B. Validitätsstudien	- Ermittlung der Kausalzusammenhänge
	- z. B. Experiment oder experimentähnliche Studien

5 Messen und Dokumentieren

Ist die Fragestellung einmal formuliert und der Untersuchungsentwurf abgerundet, dann kommt der Augenblick, in dem der Forscher mancherlei detaillierte methodisch-technische und organisatorische Entscheidungen zu treffen hat. Dabei geht es darum, wie man die in der Fragestellung verwendeten Begriffe ausreichend valide und zuverlässig meßbar machen kann, um die Wahl einer angemessenen Technik der Datensammlung und um die Auswahl eines Fragebogens, eines Dokumentationsbogens oder Meßinstruments. Neben diesen mehr methodisch-technischen Entscheidungen werden auch administrativ-organisatorische Fragen wie die Organisation der „Feldarbeit" und die Dokumentation der Befunde in einer für die weitere Bearbeitung geeigneten Form diskutiert werden.

5.1 Operationalisieren und Messen

Sind Fragestellung und Untersuchungsansatz einmal bekannt, dann besteht der folgende Schritt im Transponieren der Begriffe in meßbare Variable. Dieses Meßbarmachen der Begriffe aus der Fragestellung nennt man *Operationalisieren*. Dies ist die Vorbereitung für die eigentliche Messung. *Messen* bezieht sich darauf, einem Untersuchungsobjekt, über das durch die Studie eine Aussage erfolgen soll, hinsichtlich der zu untersuchenden Merkmale einen Wert zuzuordnen.

In Abhängigkeit vom Grad der Abstraktion der Begriffe der Fragestellung verlaufen sowohl der Prozeß der Operationalisierung als auch der Meßvorgang mehr oder weniger komplex. Hierbei kann die Wichtigkeit exakter Definitionen nicht genug betont werden; sie verschaffen dem Untersucher die Möglichkeit, die Begriffe einer Messung zugänglich zu machen.

Wir werden das eine oder andere mit Beispielen erläutern. Dazu nehmen wir den Faden aus Kap. 1 wieder auf, in dem wir das Beispiel der Fragestellung über die Verordnungsgewohnheiten ausgeführt haben.

Angenommen, der Untersucher habe den Begriff Verordnungsgewohnheit definiert als die Häufigkeit der Rezeptausstellung. Diese Umschreibung beinhaltet schon eine genaue Akzentuierung. Die Aufmerksamkeit richtet sich dann vorzugsweise auf die Häufigkeit der Verordnungen. Beim Operationalisieren geht es nun darum, folgendes anzugeben:

- Was muß gemessen werden?
- An welchem Objekt muß die Messung vorgenommen werden?
- Mit welchen Instrumenten werden die Messungen durchgeführt?

Die hier angegebene Definition liefert im wesentlichen nur eine Aussage über das, was gemessen werden muß: die Zahl der ausgestellten Rezepte. Diese Umschreibung ist noch ziemlich vage. Es wird beispielsweise nicht auf die Dosierung geachtet oder auf die Zahl der pro Rezept ausgehändigten Medikamente. Die Definition muß also konkretisiert werden, z. B. folgendermaßen: „Die Zahl der Rezepte pro 1000 Arzt-Patient-Kontakte pro Jahr für jede Arzneimittelgruppe."

Aus dieser Definition ergibt sich dann, wo die Messungen durchzuführen sind, um eine Aussage über den Hausarzt machen zu können, nämlich bei den Arzt-Patient-Kontakten. Messungen auf dieser niedrigen Ebene liefern gleichsam das Grundlagenmaterial für Messungen der Verordnungsgewohnheiten des Hausarztes. Ist weiter der Begriff Rezept noch konkreter umschrieben und ist angegeben, wie dies zu messen ist (also mit welchem Maß), dann ist der Begriff Verordnung ausreichend operational definiert. Eine operationale Definition der Verordnungsgewohnheit könnte z. B. lauten: „Die Anzahl von Antibiotikarezepten (ein Rezept ist eine Verschreibung zur Zubereitung oder Abgabe eines Arzneimittels), die ein Hausarzt pro Jahr durchschnittlich pro Arzt-Patient-Kontakt ausstellt, soweit dies in der Kartei vermerkt ist." In diesem Beispiel ist nun bekannt, *was* gemessen wird (die Zahl der Antibiotikarezepte), *wo* dies geschieht (Arzt-Patient-Kontakt) und mit welchem Meßinstrument (Patientenkarteikarte).

In vielen klinischen Studien geht man übrigens häufig von weniger abstrakten Fragestellungen aus. Die Umsetzung von Begriffen aus der Fragestellung in operationale Vokabeln verläuft dann sehr viel weniger komplex. Lautet die Fragestellung beispielsweise: „Wie ist die Wirkung eines Antipyretikums auf die Körpertemperatur eines Grippepatienten?", dann ist klar, was gemessen werden muß (die Einnahme des Mittels und das Vorliegen bzw. Nichtvorliegen einer Grippe), an welchem Objekt (der Grippepatient) und mit welchem Meßinstrument (Fieberthermometer) dies geschehen muß, ggf. zusätzlich die Messung der Medikamenteneinnahme oder der Therapietreue.

Wird diesen 3 Kriterien der Operationalisierung Genüge getan, dann ist im Prinzip der Weg für die Messung frei. Aber auch hier gilt wieder der Grundsatz: Je abstrakter die Fragestellung, desto komplexer die Messung. Man kann wohl annehmen, daß die Überschaubarkeit des Meßvorgangs mit der Qualität des Operationalisierens zunimmt. Im Idealfall ergibt sich der gesamte Meßvorgang logisch aus der operationalen Definition. Um bei dem Beispiel der Verordnung zu bleiben: Bei allen an der Studie beteiligten Hausärzten werden alle während eines Jahres ausgestellten Antibiotikarezepte mit Hilfe der Patientenkartei gezählt. Die Gesamtzahl wird dividiert durch die Gesamtzahl der Arzt-Patienten-Kontakte in dem betreffenden Jahr. Auf diese Weise kann man jedem der Hausärzte einen Zahlenwert hinsichtlich des Merkmals „Verordnungsverhalten bei Antibiotika" zuerkennen.

Die operationale Festlegung des Begriffs Verordnung bestimmt also mehr oder weniger den Meßvorgang. Während dieses ganzen Vorgangs ergab sich eine neue Variable, die sich auf ein anderes Objekt (den Hausarzt) bezieht als auf dasjenige, welches wir ursprünglich einer Messung unterziehen wollten (der Arzt-Patienten-Kontakt). In der Praxis der Forschung wird deshalb unterschieden zwischen der Meßeinheit und der Analyseeinheit. Die *Meßeinheit* ist die Einheit, an der gemessen wird, in diesem Fall der Arzt-Patienten-Kontakt. Die *Analyseeinheit* ist die

Einheit, über die der Untersucher aufgrund der Fragestellung letztendlich eine Aussage machen will; im vorliegenden Beispiel der Hausarzt.

Je nachdem, in welchem Maße der Fragestellung ein abstrakter Charakter zukommt, ist der Abstand von Meß- und Analyseeinheit oft größer, so daß mehrere Zwischenstufen eingeschaltet werden müssen, um eine Aussage über die Analyseeinheit zu ermöglichen. Die Analysevariable wird dann aus der Meßvariablen abgeleitet (abgeleitete Variable). In dem Beispiel einer speziellen Fragestellung über die Wirkung eines Antipyretikums bei Grippepatienten scheinen Meß- und Analyseeinheit zusammenzufallen. Hier ist die Analysevariable also mit der Meßvariablen identisch (primäre Variable), und der Meßvorgang läuft merklich einfacher ab.

Der Prozeß des Operationalisierens mündet also in eine klare operationale Definition der zu messenden Variablen. Ist dies einmal erfolgt, dann ist der Weg für die Messung selbst frei.

Es kann sich deshalb ein beträchtlicher Informationsverlust ergeben, weil der Grad der Abstraktion der Begriffe mit der Genauigkeit auf Kriegsfuß steht, mit der die Messungen ausgeführt werden müssen. Wie weit der Informationsverlust akzeptabel ist, ist eine Frage der *Validität:* Gibt die operationale Definition den ursprünglichen Begriff noch ausreichend wieder? Jeder Schritt im Ablauf des Operationalisierens bedeutet in der Tat einen Informationsverlust, so daß sich das Problem der Validität um so mehr ergibt, je abstrakter die Fragestellung war.

Während der Messungen selbst muß man weiter der *Zuverlässigkeit* der Messung die nötige Aufmerksamkeit widmen. Dies gilt für die zugrundeliegende Messung wie auch für die Festlegung der Werte auf einer abstrakten Ebene. Im folgenden Abschnitt werden wir auf die Frage der Validität und Zuverlässigkeit näher eingehen.

Abschließen möchten wir dieses Kapitel mit der Feststellung, daß wir es auf jeden Fall vorziehen, bei der Messung komplexer Variabler unbedingt eindeutige Anweisungen für die Durchführung der Messungen zu geben. Deutliche Instruktionen sind eine wichtige Voraussetzung für die nötige Objektivität. Sie müssen klar und eindeutig sein, damit sie für jeden anwendbar sind. Dies ist besonders wichtig, wenn man die Dokumentation der Patientenkartei benutzen will. Sonst besteht die Gefahr, daß alle möglichen schwer vergleichbaren Daten miterfaßt werden. Dies ergibt sich als Folge der Tatsache, daß diejenigen, die die Daten registrieren, einen gewissen Ermessensspielraum besitzen. Dies wiederum bedeutet, daß sich subjektive Elemente einschleichen können. Dieses Problem läßt sich niemals ganz aus der Welt schaffen, sicher nicht, wenn man retrospektiv auf registrierte Daten zurückgreift: Diese sind ja doch häufig zu einem anderen Zweck zusammengetragen worden. Trotzdem kann der Wert des Untersuchungsmaterials steigen, wenn man vorab deutliche Instruktionen gibt und diese mit denjenigen bespricht, die die Daten registrieren.

5.2 Validität und Zuverlässigkeit des Meßinstruments

Untersuchen heißt messen, und dazu benötigt man ein Meßinstrument. Es ist selbstverständlich, daß dessen Qualität das endgültige Untersuchungsergebnis und dessen Wert weitgehend beeinflußt. Validität und Zuverlässigkeit eines Meßinstruments sagen etwas über die Qualität der Messung aus.

Validität

Der Begriff *Validität* bezieht sich auf das Ausmaß dessen, was man mit Hilfe eines Meßinstruments wirklich mißt, verglichen mit dem, was man zu messen beabsichtigt.

Es ist oft möglich, die Validität eines Meßinstruments in Maß und Zahl wiederzugeben. Als Beispiel nehmen wir eine Studie über das Verordnungsverhalten einer Anzahl von Hausärzten, wobei wir uns der Unterlagen der Krankenkassen bedienen. Ist dann die einfache Zählung der Verordnungsblätter pro Arzneimittelgruppe auf 1000 Patienten ausreichend, um eine Aussage über die Verordnungsgewohnheiten zu machen? An erster Stelle erhebt sich die Frage, ob es möglich ist, aufgrund der Krankenkassenzahlen eine Aussage über die Verordnungsgewohnheiten des Hausarztes in der gesamten Patientenpopulation zu machen. Zweitens ist bekannt, daß einige Altersgruppen deutlich mehr Medikamente verbrauchen als andere, während Frauen i. allg. mehr einnehmen als Männer. Die Zusammensetzung der Praxis nach Art der Sozialversicherung, Alters- und Geschlechterverteilung können also die Verordnungsgewohnheiten des Hausarztes in gewissem Maße beeinflussen.

Es ergeben sich somit 2 Probleme:

- Ein Teil des Verordnungsverhaltens läßt sich mit den Krankenkassenstatistiken nicht messen (die Verordnungsgewohnheiten gegenüber Privatpatienten); man mißt weniger, als man eigentlich möchte;
- mit dem Zahlenmaterial der Krankenkassen mißt man gleichzeitig Dinge, die man nicht wissen möchte (jenen Anteil der Verordnungsweise, der durch die besondere Alters- oder Geschlechterzusammensetzung der Praxis bedingt ist); man mißt dann mehr als man eigentlich messen will.

Die Zahlen der Krankenkassen rufen also mancherlei Einwände hervor; andererseits haben sie den Vorteil, daß sie verfügbar sind, während eine brauchbare Alternative kaum zur Verfügung steht.

In einem solchen Fall kann man sich entschließen, ihre Validität zu untersuchen. Das erste Problem kann man dadurch zu lösen versuchen, daß man während einer bestimmten Zeit die Sprechstunde beobachtet, um zu sehen, welche Medikamente der Hausarzt sowohl bei Kassen- als auch bei Privatpatienten verordnet. Wenn sich nun zwischen den Verordnungszahlen der Krankenkassen und den durch die Praxisbeobachtung ermittelten Werte eine weitgehende Übereinstimmung ergibt, kann man die Zahlenwerte der Kassen als ziemlich valide für die Gesamtbevölkerung ansehen. Das zweite Problem kann man dadurch angehen, daß man die nun als valide geltenden Zahlen der Krankenkassen standardisiert, d.h. sie auf eine bestimmte Praxisgröße mit einer definierten Alters- und Geschlechterverteilung umrechnet.

Eine andere Möglichkeit, die Validität eines Meßinstruments in Maß und Zahl anzugeben, ist der Vergleich mit einem Meßinstrument, dessen Validität nicht zur Diskussion steht. Man nennt dies auch ein externes Kriterium oder goldenen Standard. Das beabsichtigte Meßinstrument wird dann gleichsam geeicht.

Eine solche Erforschung der Validität eines Meßinstruments hat vor einigen Jahren stattgefunden. Die Ärzte der Mütterberatungsstellen hatten bei ihrem Screening auf angeborene Hüftdysplasie gewohnheitsgemäß die sog. Barlow-Methode benutzt. Die Frage nach der Validität dieses Meßinstruments lautet: Mißt der Untersucher mit dieser Methode tatsächlich den betreffenden Fehler?

In dieser Studie wurden die Diagnosen der Ärzte der Mütterberatung mit dem Urteil eines Orthopäden verglichen, das sich auf einen Röntgenbefund gründete. Dabei ging man davon aus, daß die Zuverlässigkeit der fachorthopädischen Beurteilung keinem Zweifel unterlag; seine Meßergebnisse wurden als valide angesehen (externes Kriterium). So ergab sich also die Möglichkeit, die Validität der Barlow-Methode zu messen [14].

Übrigens sollte man sich dessen bewußt sein, daß man bei der Beurteilung der Validität eines Meßinstruments meist auf den gesunden Menschenverstand angewiesen ist. Es ist nämlich längst nicht immer möglich, die Validität in Maß und Zahl auszudrücken. In diesem Zusammenhang spricht man von „face-validity" (offensichtlicher Validität).

Spezifität und Sensitivität

Im Unterschied zu dem vorigen Beispiel geht es hier um 2 Möglichkeiten: Entweder hat ein Säugling diese Abweichung oder nicht. Bei einer solchen Untersuchung gibt es 2 Fehlermöglichkeiten:

1) Der Untersucher kategorisiert ein Baby ohne einen Befund als krank.
2) Der Untersucher kategorisiert ein Baby mit einem Befund als gesund.

Im ersten Fall spricht man von einem *falsch-positiven,* im zweiten Fall von einem *falsch-negativen* Ergebnis.

Die Epidemiologie benutzt hierfür das Begriffspaar Spezifität und Sensitivität.

Spezifität wird definiert als das Verhältnis der Anzahl als gesund bezeichneter Personen zur Gesamtzahl der Gesunden. Spezifität bezieht sich also auf das Ausmaß, in welchem ein Test imstande ist, Gesunde als solche zu identifizieren.

Sensitivität wird definiert als das Verhältnis der als krank bezeichneten Personen zur Gesamtzahl der Kranken. Sensitivität bezieht sich also auf das Ausmaß, in welchem ein Test imstande ist, Kranke auch tatsächlich zu entdecken. In der Epidemiologie werden beide Begriffe benutzt, um die Validität eines Tests auszudrükken. Tabelle 1 soll dies deutlich machen.

Zwischen Sensitivität und Spezifität einer Meßmethode besteht eine bestimmte Relation; wir kommen darauf in Kap. 7 zurück.

Neben den Begriffen Sensitivität und Spezifität unterscheiden wir weiter den prognostischen Wert eines Tests. Ein Ergebnis kann positiv oder negativ sein. So

Tabelle 1. Validität eines Meßinstruments

Testergebnis	Krank	Gesund	Gesamt
Positiv	a	b	a+b
Negativ	c	d	c+d
Gesamt	a+c	b+d	a+b+c+d

Aus dem Schema geht folgendes hervor:

- Sensitivität $= \dfrac{a}{a+c}$;

- Spezifität $= \dfrac{d}{b+d}$;

- prognostischer Wert des positiven Meßergebnisses $\dfrac{a}{a+b}$;

- prognostischer Wert des negativen Meßergebnisses $= \dfrac{d}{c+d}$;

- Anzahl falsch-positiver Ergebnisse $= b$;
- Anzahl falsch-negativer Ergebnisse $= c$.

kann man den prognostischen Wert eines positiven und negativen Testergebnisses unterscheiden. Der prognostische Wert eines positiven Ergebnisses bezieht sich auf die Fähigkeit eines Tests, richtig zu prognostizieren, ob ein positives Testergebnis auch tatsächlich richtig ist. Er wird definiert als $\dfrac{a}{a+b}$.

Der prognostische Wert eines negativen Testergebnisses wird bestimmt durch die Fähigkeit, richtig zu prognostizieren, daß ein Proband bei einem negativen Ergebnis auch tatsächlich nicht krank ist, $\dfrac{d}{c+d}$.

Hier soll noch auf die Beziehung der Prävalenz (also der Häufigkeit) einer bestimmten Erkrankung einerseits zu dem prognostischen Wert eines Tests andererseits hingewiesen werden. Je seltener eine bestimmte Krankheit vorkommt, desto größer wird der prognostische Wert eines negativen Testergebnisses. Gleichzeitig sinkt der prognostische Wert eines positiven Testergebnisses.

Diese Problematik ist bei Sturmans [23] ausführlich dargelegt. Dies bedeutet nämlich, daß die in der Klinik entwickelten diagnostischen Methoden aufgrund des ausgewählten Krankengutes mit einer relativ hohen Prävalenz nicht ohne weiteres auf die Population der Allgemeinpraxis angewendet werden können.

Wir haben hier Validität in erster Linie als eine Frage behandelt, die bei Studien mit größeren Zahlen, z.B. beim Screening, eine Rolle spielt. Selbstredend hat aber die Validität einer Messung auch wichtige Konsequenzen für den Wert, den der Arzt einem Befund für den Einzelfall beimessen kann. Der Befund einer Hepatomegalie ist z.B. beim Verdacht auf eine Lebererkrankung etwas anderes als eine palpable Leber bei einer Routineuntersuchung.

Zuverlässigkeit

Von einer zuverlässigen Messung sprechen wir dann, wenn wiederholte Messungen desselben Gegenstandes durch unterschiedliche Untersucher zur gleichen Zeit oder durch die gleiche Person zu einem anderen Zeitpunkt jeweils die gleichen Ergebnisse liefern. Im ersteren Fall (Messungen verschiedener Personen zur gleichen Zeit) geht es um den Grad der Übereinstimmung zwischen verschiedenen Personen (Interreliabilität), im zweiten Fall um die Übereinstimmung zweier oder mehrerer Messungen derselben Person (Intrareliabilität). Zuverlässigkeit nennt man auch *Reproduzierbarkeit.*

Streng genommen, sind mit dem Problem der Zuverlässigkeit noch einige Fragen verbunden. Bei zuverlässigen Beobachtungen spielt es z.B. keine Rolle, mit welchem Meßinstrument der Forscher arbeitet oder in welcher Situation er seine Messungen vornimmt. Außerdem sollte er an identischen Untersuchungsobjekten immer die gleichen Befunde erheben, d.h., daß alle identischen Objekte dieselben Ergebnisse liefern müssen.

Bei der *Zuverlässigkeit* einer Messung geht es also um die Frage, ob die vorgenommene Messung unabhängig vom Zeitpunkt der Messung, vom Untersucher, dem Meßinstrument, vom Forschungsobjekt und von der Untersuchungssituation ist. Zur Illustration möchten wir die verschiedenen Aspekte der mit der Zuverlässigkeit verbundenen Fragen anhand der Blutdruckmessung erläutern:

- Zeitpunkt der Messung: Derselbe Untersucher muß bei 2 Messungen zu unterschiedlichen Zeiten die gleichen Ergebnisse erhalten.

  Dabei ergibt sich das Problem, daß biologische Variable ziemlich große natürliche Variationen ergeben können. Diese biologischen Abweichungen sind denn auch von einer eventuellen Unzuverlässigkeit des Meßinstruments zu unterscheiden. Verfügt der Untersucher einmal über ein zuverlässiges Meßinstrument, dann kann er davon ausgehen, daß die gefundenen Werte normale biologische Abweichungen widerspiegeln. Das bedeutet aber nicht, daß das Meßergebnis nun auch zuverlässig sein muß. Der Zeitpunkt der Messung kann nämlich so ungünstig gewählt sein, daß das Meßergebnis infolge der biologischen Variabilität genau außerhalb der Normwerte liegt.

  Dieses Problem wird sich vorzugsweise bei Screening-Tests oder Untersuchungen nach dem Therapieerfolg bei Symptomen ergeben, die eine ähnliche natürliche Variationsbreite aufweisen. Angenommen, ein Hausarzt möchte seine Patientenpopulation einem Hypertoniescreening unterziehen. wenn er dann bei einem Patienten einen erhöhten Blutdruck findet, diesen folglich als Risikopatienten einstuft und mit einem Antihypertonikum behandelt, dann läuft er Gefahr, einen falsch-positiven Patienten zu behandeln. Wegen der natürlichen Variabilität des Blutdrucks ist es aber sehr gut möglich, daß er jemanden durch einen zufälligen Ausreißer entdeckt hat. Eine Blutdruckmessung zu einem anderen Zeitpunkt kann dann einen niedrigeren Wert ergeben, wodurch der betreffende Patient nicht in eine Risikogruppe geraten und also auch nicht behandelt worden wäre. Eine wiederholte Blutdruckmessung hätte einen niedrigeren durchschnittlichen Blutdruck ergeben, auch wären Patienten der Risikogruppe unbehandelt geblieben. Dieses Phänomen nennt man *„Regression auf den Durchschnitt".*

  Es ist deshalb ratsam, mehrere Messungen durchzuführen und den Mittelwert zu bestimmen, namentlich wenn es um Variable geht, deren Werte eine gewisse natürliche Streubreite um den Durchschnittswert aufweisen.

- Untersucher: Die von einem Untersucher gemessenen Blutdruckwerte werden mit denen anderer Untersucher verglichen. Bei einem zuverlässigen Meßinstrument sollte der Wert in beiden Fällen gleich sein. Einige Patienten stehen sicher bei der ersten Messung ein wenig unter Spannung. Dadurch kann der Blutdruck etwas erhöht sein. Einigen Ärzten gelingt es, diese Spannung abzubauen, anderen nicht. Auch aus diesem Grund ist es sinnvoll, mehr als eine Messung auszuführen, damit eine gewisse Gewöhnung an die Untersuchungssituation erfolgen kann.

- Meßinstrument: Die mit dem Blutdruckapparat X gemessenen Blutdruckwerte müßten, wenn die Messung instrumentunabhängig wäre, die gleichen Ergebnisse liefern wie die mit dem Gerät Y gemessenen.

  Um die Zuverlässigkeit zu bestimmen, sollte man über 2 Meßgeräte des gleichen Herstellers verfügen. Wenn die Zuverlässigkeit des einen gegeben ist, kann man die Ergebnisse beider Geräte vergleichen und sich so ein Bild über ihre Zuverlässigkeit machen. Steht die Zuverlässigkeit keines der beiden Meßgeräte fest, dann kann man prüfen, inwieweit beide dieselben Ergebnisse liefern. Auch so kann man natürlich ein Bild über die Zuverlässigkeit gewinnen. Hier ergibt sich übrigens ein feiner Unterschied zur Validitätsprüfung. Handelt es sich nämlich um einen Blutdruckmesser, der nach einem völlig anderen Prinzip arbeitet, dann geht es in Wahrheit nicht um eine Prüfung der Zuverlässigkeit, sondern der Validität (s. das Beispiel der Validitätsprüfung bei der Hüftdysplasie). Wenn Instrumente einem Verschleiß unterliegen, muß empfohlen werden, regelmäßig die Zuverlässigkeit zu ermitteln.

  Die Abnutzung eines Meßinstruments kann sich auch auf eine diskretere Art und weise ergeben, z.B. bei der Registrierung. Vor allem dann, wenn verschiedene Personen über einen längeren Zeitraum bestimmte Befunde zu registrieren haben, stellt sich eine Nonchalance bei der Durchführung der Registrierung ein. Ebenso kann es passieren, daß einige Teilnehmer eigene Regeln hinsichtlich der Registrierung entwickeln. Dies kann dazu führen, daß die Befunde untereinander nicht mehr gut vergleichbar und demnach unzuverlässig sind. In solchen Situationen tut der Untersucher gut daran, jeden Mitarbeiter, der mit der Dokumentation von Befunden befaßt ist, immer wieder zu motivieren, dem vorgegebenen Arbeitsgang zu folgen.

- Untersuchungsobjekt: Die Messung ist objektunabhängig, wenn der systolische Blutdruck bei der Testperson X mit einem systolischen Blutdruck von mehr als 100 mm Hg[1] bei der Testperson Y mit dem gleichen Blutdruck das gleiche Meßergebnis liefert; die Messung ist dann unabhängig z.B. von der Muskelmasse der Arme beider Patienten.

- Untersuchungssituation: Ob die Blutdruckmessung in der Allgemeinpraxis oder im Krankenhaus stattfindet, sollte an deren Ergebnis nichts ändern; in beiden Fällen müßte der gleiche Wert gemessen werden.

  Angenommen, ein bestimmter Patient fühle sich in der weniger vertrauten Umgebung des Krankenhauses ein wenig ängstlich, dann kann der Blutdruck

---

[1] 1 mm Hg = 133,33 Pa.

allein dadurch erhöht sein. Die Messung in der Allgemeinpraxis würde einen niedrigeren Wert ergeben.

Genau so wie die Validität, hat auch die Zuverlässigkeit einer diagnostischen Methode wichtige klinische Konsequenzen. Eine unzuverlässige Diagnostik erhöht immer die Fehlermöglichkeiten. Weiter ist festzustellen, daß Zuverlässigkeit und Validität in einem Zusammenhang stehen. Unzuverlässige Messungen führen zu nicht validen Messungen und somit zu ungültigen Ergebnissen. Umgekehrt muß ein zuverlässiges Meßinstrument noch nicht unbedingt valide sein. Auch wenn eine Messung reproduzierbar ist, so heißt das noch nicht, daß man auch mißt, was man messen wollte. Abschließend muß gewährleistet sein, daß die Meßinstrumente so zuverlässig und valide wie möglich sind. Doch bestimmen praktische Dinge wie die Verfügbarkeit von Befunden, Zeit und Geld oftmals die Möglichkeiten. Daneben ist man, v.a. bei explorativen Studien, längst nicht in jedem Fall in der Lage, mit validen und zuverlässigen Instrumenten zu arbeiten, weil diese schlichtweg erst noch entwickelt werden müssen. Häufig ist dazu selbst eine Studie nötig.

5.3 Technik der Befunderhebung

Liegt die operationale Definition einmal fest, sind Zuverlässigkeit und Validität bestimmt, dann muß entschieden werden, auf welche Weise die verschiedenen Untersuchungsobjekte gemessen werden müssen. Dazu stehen dem Untersucher verschiedene Techniken zur Verfügung, von denen wir hier 3 Hauptvarianten aufzählen wollen:

1) Mündliches Interview. Der Untersucher stellt Fragen und notiert die Antworten. Dies kann mittels offener („Welche Beschwerden haben Sie?") oder geschlossener Fragen („Haben Sie Kopfschmerzen?") und strukturiert (Thema und Antwortmöglichkeiten sind gegeben) oder unstrukturiert (die Antwortmöglichkeiten sind nicht von vornherein festgelegt, und der Respondent bestimmt das Thema mit) geschehen. Hierzu kann man das Interview, aber auch die Anamnese in der allgemeinmedizinischen Sprechstunde rechnen.

2) Schriftliches Interview. Der Untersucher legt dem Respondenten einen schriftlichen Fragebogen zur Beantwortung vor. Auch hier kann es offene oder geschlossene Fragen geben. Schriftliche Fragebögen stellen hohe Anforderungen an die Verständlichkeit für den Respondenten. Das Layout muß übersichtlich, der Text leicht verständlich sein. Auch hier gibt es wieder sehr unterschiedliche Varianten, von einer Beschwerdeliste bis hin zu standardisierten Testbatterien zur Messung bestimmter psychologischer Charakteristika.

3) Beobachtung. Der Untersucher beobachtet und legt das Ergebnis seiner Wahrnehmungen fest. Die Beobachtungen können im Prinzip mit (z.B. Thermometer oder Stethoskop) oder ohne Instrument (z.B. Palpation) getätigt werden. Die Beobachtungsergebnisse variieren in dem Grad, in dem der Untersucher

eine Zuschauerrolle einnimmt oder als Teilnehmer aktiv an dem zu untersuchenden Phänomen beteiligt ist. So wird der hausärztliche Untersucher im Falle einer körperlichen Untersuchung die Untersuchungssituation beeinflussen, indem er den Patienten z. B. bei Rückenschmerzen bittet, den Lasègue-Test auszuführen. Die Art und Weise, wie er den Patienten bei der körperlichen Untersuchung einbezieht, kann das Ergebnis beeinflussen. Die unterschiedliche Attitüde des Hausartzes (z. B. Beruhigung vs. Unruhe verbreitend) hat eine Auswirkung auf die Zuverlässigkeit. In der Möglichkeit der Einflußnahme liegen sowohl die Stärke als auch die Schwäche dieser Beobachtungsmethode.

Aus der Beschaffenheit der Probleme, die in der Allgemeinpraxis für eine Erforschung in Frage kommen, ergibt sich, daß eine einmalige Beobachtung meist nicht ausreicht. Einige Phänomene sind nur in einem bestimmten zeitlichen Rahmen zu untersuchen (der Verlauf einer Erkrankung, die Messung der Wirksamkeit einer Therapie); in anderen Fällen ergeben sich nicht alle Erscheinungen gleichzeitig (nicht alle Hypertoniepatienten kommen am gleichen Tag mit der Hypertonie zum Hausarzt). Die Datensammlung hat dann auch in der Allgemeinpraxis häufig einen longitudinalen Charakter.

Die einfachste Art, diese Daten festzulegen, ist die Registrierung. Der Untersucher erhebt gewissermaßen eine temporäre Stichprobe und registriert in einem bestimmten Zeitraum alle Befunde, die er an einer Untersuchungseinheit beobachten will. Die Untersuchungseinheit wird je nach Fragestellung in Abhängigkeit vom Hausarzt selbst, von einer bestimmten Erkrankung oder vom Patienten und dessen Umgebung variieren. Die Dokumentation der Ergebnisse muß sehr sorgfältig vorbereitet sein und so objektiv wie möglich vor sich gehen.

Neben den großen Vorteilen der Datenerhebung aus der Allgemeinpraxis (die Testpersonen sind durch die Sprechstunde leicht erreichbar), haften diesem Vorgehen auch Nachteile an, mit denen der Untersucher rechnen muß.

Ein Nachteil liegt beispielsweise in der Möglichkeit, daß Patienten, die mit ihren Beschwerden die Sprechstunde des Hausarztes aufsuchen, eine Gruppe mit einer niedrigeren Schwelle für einen Arztbesuch bilden als Patienten, die den Hausarzt selten oder nie aufsuchen. Es hängt nun von der Fragestellung ab, ob mangelhafte Repräsentativität den Wert der Untersuchung beeinträchtigt. Dies ändert nichts daran, daß sich der Untersucher schon bei der Messung das Problem der Auswahl vor Augen halten muß (s. auch Abschn. 6.2).

Ein anderes Problem bildet die Tatsache, daß derjenige, der die Registrierung durchführt (der Hausarzt), in Wirklichkeit zwei Rollen zugleich spielt – die eines objektiven Registrators und die des ärztlichen Helfers im Interaktionsprozeß mit dem Patienten. Es ist klar, daß beide Rollen miteinander auf Kriegsfuß stehen können, wodurch die erwünschte Objektivität in Gefahr geraten kann. Im allgemeinen läßt sich dieses Problem nur schwer lösen. Der Untersucher muß für diese Frage sensibilisiert sein und in seiner Situation dafür eine kreative Lösung finden, vielleicht durch den sachkundigen Rat eines Forschers. In vielen biochemischen und klinischen Untersuchungen steht das Problem mangelhafter Objektivität nicht zur Diskussion. Die Rolle desjenigen, der beobachtet und registriert, wird dann ja häufig von einer Meßapparatur übernommen, die die Daten objektiv registriert. Soweit man nicht über die erforderlichen technischen Mittel verfügt, ist der Untersucher jedoch auf die Daten, die auf dem Wege der Beobachtung wahrgenommen und auf der Registrierkarte festgehalten werden, angewiesen. Die Beachtung der Richtlinien für die Art der Dokumentation kann der Gefahr mangelhafter Objektivität begegnen.

5.4 Dokumentation der Untersuchungsbefunde

Erhebt der Untersucher seine Befunde mittels mündlicher Befragung oder gezielter Beobachtungen, dann muß er selbst seine Ergebnisse festhalten. Andernfalls läßt der Untersucher einen Fragebogen ausfüllen. Natürlich ist auch die Kombination dieser Varianten möglich. Gleichwohl ist klar, daß die unterschiedlichen Möglichkeiten auch unterschiedliche Anforderungen an die Form, in der die Ergebnisse dokumentiert werden, stellen.

Nach Abschluß des Operationalisierens müssen die Kriterien festgelegt werden, nach denen bestimmten Variablen ein Wert zuerkannt wird. Bei einer schriftlichen Enquête geschieht dies durch die Testperson selbst. Der Fragebogen muß deshalb so deutlich formuliert sein, daß der Respondent aus dem Text ersehen kann, welcher Wert oder Score auf ihn Anwendung findet. Hierfür gelten sowohl allgemeine wie spezielle Richtlinien:

Allgemeine Richtlinien
- Auf dem Fragebogen müssen Anweisungen für das Ausfüllen und über den Sinn des Bogens oder seiner Teile enthalten sein.
- Fragen, die zusammengehören, müssen soweit wie möglich zusammen stehen, es sei denn, es bestehen untersuchungstechnische Gründe, dies nicht zu tun. Dies ist z.B. der Fall, wenn der Untersucher bestimmte Kontrollen einbauen will hinsichtlich der Zuverlässigkeit der Eintragung der Ergebnisse.
- Es wird empfohlen, den Fragebogen strategisch aufzubauen. Hat der Respondent schwierige oder eindringliche Fragen zu beantworten, dann können eingangs besser eine Reihe einleitender Fragen (z.B. nach Hintergrunddaten) gestellt werden, danach die etwas eindringlicheren und zum Schluß Fragen, die wieder leichter zu beantworten sind. Ein solcher Aufbau macht dem Respondenten die Beantwortung eindringlicher Fragen akzeptabler.
- Besteht der Fragebogen aus mehreren Teilen, dann muß der Übergang von einem zum nächsten Teil fließend sein. Ein kurzer verbindender Text kann dem vorbeugen, daß das Ausfüllen des Fragebogens Irritationen erweckt, wenn der Respondent das Gefühl hat, von einem Bein auf das andere springen zu müssen.
- Schließlich ist es wichtig, mit dem Fragebogen einen Probelauf zu unternehmen. Nachdem einige Personen den Bogen ausgefüllt haben, werden die Mängel, die dem Untersucher selbst entgangen sind, rasch deutlich. Der Probelauf ist ein unentbehrlicher Schritt zur Vervollkommnung des Fragebogens.

Spezielle Richtlinien

- Jede Frage, die den Respondenten vorgelegt wird, muß eindeutig und gut verständlich sein. Häufig wird der Fehler gemacht, daß ein und dieselbe Frage unterschiedliche Bedeutung haben kann oder daß in einer Frage verschiedene Dinge gleichzeitig gefragt werden.
- Es muß deutlich unterschieden werden zwischen Fragen nach Fakten und solchen nach deren Erleben. Wird z.B. gefragt, wie häufig der Respondent in den vergangenen beiden Wochen Kopfschmerzen hatte und stehen ihm als Antwortmöglichkeiten „häufig", „gelegentlich" oder „nie" zur Auswahl, dann besteht die Gefahr, daß Realität und Erleben verwechselt werden. Kreuzt nämlich der Respondent „häufig" an, dann ist dies subjektiv gefärbt. Was für den einen häufig ist, ist für den anderen gelegentlich. Es wäre dann auch besser, nach der genauen Anzahl der Kopfschmerzattacken des Respondenten zu fragen.
- Die Antwortmöglichkeiten müssen einander ausschließen. Es darf nicht vorkommen, daß der Respondent sowohl die eine als auch die andere Antwortmöglichkeit ankreuzen kann. Wird nach dem Alter gefragt und hat der Respondent die etwa Wahlmöglichkeit zwischen 0–20 Jahre, 20–50 Jahre und 50 Jahre und älter, dann kann er, wenn er 20 oder 50 Jahre alt ist, tatsächlich zwei Werte angeben.
  In einigen Fällen ist es sehr wohl möglich, verschiedene Antwortmöglichkeiten anzukreuzen. Dies ergibt sich häufig bei nominellen Angaben (s. 8.1). Es muß dann deutlich angegeben sein, daß der Respondent mehr als eine Antwort wählen kann.
- Der Respondent muß in jedem Fall antworten können, auch wenn er die gestellte Frage nicht beantworten kann. Dies bedeutet, daß er dann „weiß nicht" oder „nicht zutreffend" ausfüllen können muß. Fragen, die auf die Meinung des Respondenten zielen, haben als mittlere Kategorie oft „keine Meinung". In Wirklichkeit ist das ungenau, wie sich aus folgendem Beispiel ergibt: Der Respondent wird gebeten, seine Meinung über eine Reihe von Aussagen mitzuteilen in der Art von „Es ist besser, dem Patienten die Prognose seiner Erkrankung nicht mitzuteilen, um ihn nicht unnötig zu ängstigen". Es werden ihm dazu die Antwortmöglichkeiten „ganz meine Meinung", „einverstanden", „keine Meinung", „nicht einverstanden" und „absolut nicht einverstanden" vorgelegt. „Keine Meinung" ist hier zu Unrecht eine Zwischenkategorie. In diesem Beispiel wird suggeriert, daß diese die Mitte einer Bewertungsskala bildet, die von positiv nach negativ verläuft. In Wirklichkeit hätte an Stelle von „keine Meinung" stehen müssen „teils einverstanden, teils nicht einverstanden".
- Wenn der Untersucher nicht im voraus weiß, welche Antwortmöglichkeiten es gibt, kann er auch eine offene Frage stellen und im nachhinein aufgrund der Ergebnisse eine Einteilung in verschiedene Antwortkategorien vornehmen. Dies ist häufig eine arbeitsintensive Aufgabe und wird deshalb meist in einer Pilotstudie durchgeführt. Bei der eigentlichen Untersuchung benutzt man dann die Einteilung, die sich aus dem Material der Pilotstudie ergeben hat. Die in Kap. 2 zitierte Untersuchung des akuten Kreuzschmerzes in der Allgemeinpraxis kann als Beispiel dienen: In einer Pilotstudie wurde eine kleine Zahl von Hausärzten nach ihren Therapiegewohnheiten bei Patienten mit akutem Kreuzschmerz mit und ohne Ausstrahlung gefragt; aufgrund der Ergebnisse dieser kleinen Gruppe

RR	Amenorrhö in Wochen	Fundushöhe in Wochen	Fundus-Symphyse in cm	Lage	Uricult	Bakteriologie	Brennen beim Wasserlassen	Druckgefühl im Unterbauch	Pollakisurie	Gehäufte Nykturie	Therapie	Beschwerden + Fieber + Kopfschmerz Nierenlager	Besonderheiten

Abb. 1. Beispiele eines Registriervordrucks der Untersuchung auf Bakteriurie bei Schwangeren

waren die Untersucher später in der Lage, die verschiedenen Therapieformen in eine für die große Untersuchung geeignete Form einzuteilen. Es geht hier in Wirklichkeit um das Schließen eines offenen Klassifikationsschemas (s. 4.1).

Die hier genannten Richtlinien gelten mutatis mutandis auch für den Forscher, der seine Ergebnisse selbst dokumentieren muß. Zur Illustration hier noch das Beispiel eines Registriervordrucks für die Fremderhebung bei einer longitudinalen Studie über das Vorkommen von Bakteriurie (Abb. 1).

Aus Abb. 1 läßt sich ableiten, daß sich die Registrierung über eine Reihe von Sprechstundenkontakten erstreckt. In jeder Zeile werden die Befunde eingetragen, die sich während einer Beratung ergeben. Bei einigen Variablen ist auch die Meßeinheit angegeben (cm, kg, Schwangerschaftswoche). Bei anderen Variablen ist dies nicht der Fall.

Es ist sehr wichtig, daß man ein solches Formular erst einem Probelauf unterzieht, nachdem man es möglichst mit Experten beraten hat, die sowohl inhaltlich als auch technisch die Schwachpunkte angeben können.

5.5 „Drehbuch" für die Feldstudie

Ist die Untersuchungspopulation einmal genau umschrieben, dann ist es wichtig, daß alle Schritte im Ablauf der Datensammlung sorgfältig festgelegt werden in Form eines sog. Drehbuchs. Dies ist um so notwendiger, je komplizierter die Datengewinnung verläuft, je mehr Menschen damit befaßt sind, je größer das Untersuchungsgebiet ist und je länger der Zeitraum, über den sich die Untersuchung erstreckt, ist.

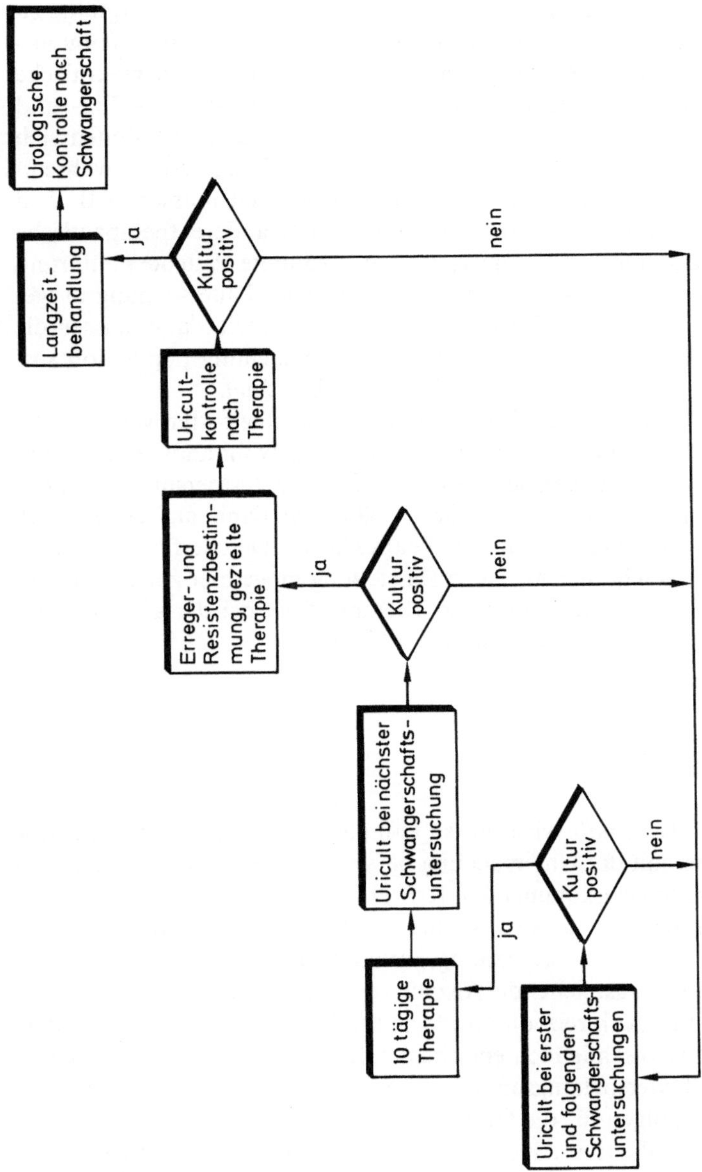

Abb. 2. Beispiel eines Diagramms der einzelnen Schritte, die bei der Datensammlung in einer Studie über den Therapieerfolg bei Schwangeren mit asymptomatischer Bakteriurie erforderlich sind

Essentieller Bestandteil des Drehbuchs sind die Kriterien, auf Grund derer die Zuordnung der Meßdaten erfolgen muß. Bei klinischen Untersuchungen geht es häufig um diagnostische Kriterien, z.B. solche hinsichtlich Hypertonie oder Blutzucker.

Im allgemeinen geht es darum, die Richtlinien, die die Untersucher bei der Dokumentation bestimmter Befunde anzuwenden haben, eindeutig und klar schriftlich niederzulegen. Weiter ist es wichtig, die benutzten Begriffe sorgfältig zu definieren, so daß zwischen den mit der Untersuchung Befaßten keine Meinungsverschiedenheiten über deren Bedeutung aufkommen können. Andere kritische Daten, die in das Drehbuch aufgenommen werden müssen, sind die Ein- und Ausschlußkriterien der Testpersonen. Bei vielen klinischen Studien können sich während der Untersuchung Änderungen ergeben, so daß Testpersonen während der Untersuchung von der Teilnahme ausgenommen werden müssen, z.B. weil sich ihr Gesundheitszustand so verschlechtert hat, daß andere therapeutische Maßnahmen notwendig sind. Häufig müssen auch bestimmte Patienten aufgrund ihres Alters oder ihrer medizinischen Anamnese von einer Untersuchung ausgeschlossen werden. Geht es um die Erforschung einer Krankheit, dann müssen die diagnostischen Kriterien eindeutig sein, so daß die Untersuchungspopulation ausschließlich die Patienten umfaßt, auf die sich die Studie richtet.

Wegen all dieser Dinge müssen schriftliche Absprachen getroffen werden. Allgemeine Regeln lassen sich hierfür schwerlich aufstellen. Wohl kann es von Nutzen sein, die Sequenzen der Untersuchungsreihe, der jede Testperson unterzogen wird, schematisch zusammenzufassen. Daraus läßt sich dann auf einen Blick ableiten, welche Entscheidung zu welchem Zeitpunkt der Datenerfassung getroffen werden muß. Eine solche schematische Darstellung möge hier zur Illustration folgen; sie ist einer Untersuchung über den Therapieeffekt bei der asymptomatischen Bakteriurie bei Schwangeren entnommen (Abb. 2).

5.6 Organisation der Feldstudie

Die Organisation der *Feldstudie* wird um so komplexer und auch schwieriger, je mehr Allgemeinpraxen mit der Untersuchung befaßt sind. Geht es um eine epidemiologische Studie selten vorkommender Krankheiten, dann wird es schon aus statistischen Gründen notwendig sein, an eine ziemlich große Gruppe von Hausärzten heranzutreten. Sollen die Verordnungsgewohnheiten von Hausärzten untersucht werden, muß eine ausreichende Anzahl von Hausärzten beteiligt sein. In manchen Fällen kann es auch reizvoll sein, eine Studie in nur einer Praxis durchzuführen. Wozu man sich schließlich entscheidet, hängt letztendlich von der Fragestellung und dem Untersuchungsansatz ab. Sicher hat aber das eine wie das andere weitreichende Folgen für die Organisation der Feldstudie.

Zu Beginn der Feldstudie tun sich dem Untersucher allgemeine Probleme auf:
- die Art und Weise, wie man an den Hausarzt und ggf. an die Patienten der betreffenden Praxis herantritt;
- die Gewährleistung der Anonymität der Befunde.

Hat sich der Untersucher einmal der Teilnahme der erforderlichen Anzahl von Hausärzten versichert, dann muß er eine Reihe spezieller Vorkehrungen treffen zur Gewährleistung einer möglichst zuverlässigen und effizienten Datensammlung. An folgende Maßnahmen wäre zu denken:

1) Festlegung finanzieller Vergütungen für Unkosten, die im Zusammenhang mit der Studie anfallen.

2) Anschaffung der benötigten administrativen Unterlagen (Registrierformulare, Fragebogen, Kartei für die Testpersonen, auf der der Zeitpunkt des Ausfüllens vermerkt wird, Gründe einer möglichen Weigerung teilzunehmen etc.).
3) Einberufung eines Instruktionstreffens derjenigen, die die Feldstudie durchführen. Auf dieser Versammlung werden Fragestellung und Ansatz der Studie erläutert. Weiter müssen der Datensammlung und den Problemen, die sich während der Pilotstudie ergeben haben, gebührende Aufmerksamkeit gewidmet werden.

Es ist empfehlenswert, das gesamte Untersuchungsprojekt mit allen Beteiligten sorgfältig durchzugehen und z.B. anhand eines Rollenspiels den ganzen Gang der Untersuchung nachzuahmen. Die Vereinbarungen über den Fortgang der Untersuchung müssen ebenso sorgfältig durchgesprochen werden. Diese beziehen sich auf die Art und Weise der Einführung bei den Patienten, die Speicherung der Untersuchungsbefunde, die Einsendung ausgefüllter Bogen und den Einbau von Kontrollen bei der Datensammlung.
4) Erstellung von Zwischenübersichten und ein periodisches Abchecken der bei der Feldstudie sich ergebenden Probleme, ggf. mit Hilfe regionaler Supervisoren, die die Studie regional beaufsichtigen.
5) Kontrolle der eingegangenen Daten auf Richtigkeit, Vollständigkeit und Lesbarkeit und evtl. die Einberufung von zwischenzeitlichen Treffen, um bei der Datensammlung aufgetretene Probleme zu lösen.
6) Zum Abschluß die Erstellung eines Berichts über die Feldstudie mit einer Analyse ihres Ausgangs und nach Möglichkeit mit einem Vergleich der *Respondenten* mit den *Nichtrespondenten* hinsichtlich relevanter Charakteristika, so daß man ein Bild von der Selektivität des Ergebnisses gewinnt.

Die Dringlichkeit all dieser Maßnahmen ergibt sich aus dem Umfang der Feldstudie und dem Untersuchungsentwurf. Wurde all diesen Aspekten die nötige Aufmerksamkeit gewidmet, dann ist die Wahrscheinlichkeit störender Fehler bei der Feldstudie minimal und dann kann der nächstfolgende Schritt im Fortgang der Untersuchung getan werden.

5.7 *Dateneingabe und Computerverarbeitung*

Liegen alle Untersuchungsbefunde vor, dann bieten sich dem Forscher im Prinzip 3 Möglichkeiten, die Ergebnisse zu analysieren. Er kann die Berechnungen „von Hand" ausführen, er kann sie für einen Großcomputer („main frame") aufbereiten, um auf diese Weise die nötigen Berechnungen ausführen zu lassen, oder er kann einen Kleincomputer („Personal Computer", PC) benutzen. Diesen PC kann er auf zweierlei Art einsetzen, entweder, um die Untersuchungsergebnisse einzugeben und anschließend auf den „main frame" zu übertragen, wo dann auch die weitere Analyse vor sich geht, oder, um die Ergebnisse unmittelbar nach der Eingabe vom PC selbst analysieren zu lassen.

Die erste Möglichkeit ist lediglich bei einfachen Studien mit wenigen Variablen und einer kleinen Stichprobe zu erwägen. In allen anderen Fällen ist die Benutzung eines Computers vorzuziehen. Das dürfte effizienter, genauer und schließlich auch preiswerter sein. Wenn man einen „main frame" benutzt, muß man allerdings die Untersuchungsergebnisse in eine computergerechte Form bringen und auf einem computerlesbaren Medium fixieren (z. B. „optical mark reader", die z. Z. die Lochkarten ersetzen).

Der Vordruck für den „optical mark reader", auf dem Zahlen und Codes in Striche umgesetzt werden (s. Abb. 3), wird mit Hilfe eines Codebuchs ausgefüllt. In diesem *Codebuch* ist genau angegeben, in welcher Rubrik welche Daten gespeichert werden müssen. Häufig ist darin auch angegeben, wo die zu kodierenden

Arbeitsgruppe Wissenschaftliche
Forschung der NHG
Burgemeester Reiger Straat 87
Utrecht. Postfach 14006
Tel.: 030-516741

laufende Nummer
Hausarzt Patient

| Hausarztenquete - Teil I |

Bevor wir zum eigentlichen Kern der Untersuchung kommen, möchten wir Ihnen gern einige allgemeine Fragen vorlegen.

1) Geburtsjahr
2) Jahr der Approbation
3) Familienstand   verheiratet   1
                                    unverheiratet 2
4) Geschlecht   männlich   1
                                    weiblich   2
5) Seit wann als Hausarzt niedergelassen?

Art der Karte	Rubrik	Frage-Nr.	Frage	Antwort-kategorie	Code	Bemerkungen
1	1- 4	-	Nr. des Respondenten	-	-	
1	5- 6	-	Lfd. Nr. des Patienten	-	-	00 = Hausarzt
1	9-10	1	Geburtsjahr	-	-	die beiden letzten Ziffern
1	11-12	2	Jahr der Approbation	-	-	die beiden letzten Ziffern
1	13	3	Familienstand	verheiratet unverheiratet	1 2	
1	14	4	Geschlecht	männlich weiblich	1 2	
1	15-16	5	Wie viele Jahre niedergelassen			Zahl der Jahre in Ziffern

Abb. 3. Beispiel eines Fragebogens mit zugehörigem Codebuch

Daten auf dem Fragebogen oder auf dem Registriervordruck wiederzufinden sind und welche Codenummer eine bestimmte Bewertung (Score) auf dem Fragebogen oder Registriervordruck erhält. Weiter enthält das Codebuch oft Instruktionen für solche Fragen und Antworten, die bei der Kodierung zu Schwierigkeiten Anlaß geben können, oder es wird auf Antworten im Fragebogen aufmerksam gemacht, die der Kodierer mit anderen Antworten vergleichen muß, um mögliche Widersprüche bei der Beantwortung zu entdecken.

Als Beispiel ist in Abb. 3 ein Teil des Fragebogens mit dem zugehörigen Codebuch wiedergegeben, der bei einer Untersuchung über den Wochenenddienst verwendet wurde [11].

Es ist auch möglich, Fragebogen oder Registrierformulare für optisch lesbare Antwortmöglichkeiten einzurichten. In diesem Fall kann der Computer unmittelbar die Kodierung des Fragebogens „einlesen".

Dies hat 2 Vorteile. In erster Linie überspringt man die arbeitsintensive Kodierphase, in zweiter Linie ist so die Fehlermöglichkeit geringer. Der Computer arbeitet ja doch fehlerfrei, während bei jedem Schritt der Datenverarbeitung, bei dem menschliches Arbeiten im Spiel ist, eine relativ große Fehlermöglichkeit besteht.

Sind nun auf diese Weise durch maschinell lesbare Fragebogen alle Daten im Computer gespeichert, dann beginnt das Bereinigen („Clearing") des Datenbestandes: Alle Fehler werden durch eine relativ einfache Prozedur in Abstimmung mit dem Programmierer eliminiert.

Danach ist es manchmal nötig, die ursprünglichen Daten zu einem Datenbestand umzuarbeiten, mit dem sich die gewünschte statistische Analyse durchführen läßt. Wenn beispielsweise der Zusammenhang zweier Reihen von Prozentzahlen bestimmt werden soll, dann müssen zuerst die Prozentwerte aus dem ursprünglichen Datenmaterial berechnet werden. Selbstredend kann man diesen Schritt vom Computer ausführen lassen.

Dann kann die statistische Analyse wirklich beginnen. Fast alle Hochschulrechenzentren verfügen über die Standardprogramme BMD (Biomedical Computerprograms), SPSS (Statistical Package for the Social Sciences) und SAS (Statistical Analysis System). Das erstere umfaßt eine große Zahl von Programmen statistischer Analysetechniken, die vorzugsweise bei biochemischen Untersuchungen gebraucht werden. Wie schon der Name sagt, umfaßt das SPSS Analyseverfahren, die sich für verhaltenswissenschaftliche Untersuchungen eignen. Das SAS-Programm nimmt dabei eine Zwischenstellung ein.

In Abstimmung mit dem Statistiker/Programmierer wird der Untersucher seine Wahl zwischen den unterschiedlichen Programmangeboten treffen müssen. Er muß dann dem Programmierer die aus der Fragestellung sich ergebenden Fragen in der Terminologie der gewonnenen Daten vorlegen.

Nicht selten läßt der Forscher viel mehr errechnen, als für die Beantwortung seiner Fragestellung notwendig ist; die dazu erforderlichen Programme stehen ja zur Verfügung. Eine solche Handlungsweise ist häufig Zeichen einer mangelhaften Fragestellung. Der Untersucher hat in diesem Fall die Transposition der Fragestellung in die Datensammlung nicht logisch vollzogen. Dies als Konsequenz der Tatsache, daß die Fragestellung keinen ausreichenden Anhalt für die Analyse der Daten bietet.

Die dritte der genannten Möglichkeiten, die Forschungsergebnisse einer Analyse zugänglich zu machen, ist der Einsatz eines PC. Dieser kann sogleich beim Beginn bei der Eingabe der Daten benutzt werden. Das braucht nicht per se zu bedeuten, daß die Analyse dann auch mit dem Kleincomputer ausgeführt wird. Die Daten, die mit Hilfe eines PC gespeichert wurden, können dann – verglichen mit der herkömmlichen Art der Dateneingabe (Ausfüllen der Lochkarten, dann Eingabe in den Großcomputer) – leicht in einen Großcomputer übertragen werden. Mit Hilfe eines eigens dafür entwickelten Programms („database management program") kann das Layout eines Registriervordrucks nachgeahmt werden. Auf diese Weise hat man die Möglichkeit, die Daten unmittelbar einzugeben. Das eröffnet darüber hinaus die Möglichkeit, automatische Kontrollen einzubauen. So kann der Computer unmittelbar signalisieren, wenn eine Zahl außerhalb der Regel liegt. Sind an einer Studie nur Erwachsene zwischen 40 und 65 Jahren beteiligt, dann wird die Eingabe eines Alters von über 65 und unter 40 sofort bemerkt, wodurch der Fehler umgehend ermittelt wird. Die Clearingphase (Ausmerzen von Codierfehlern) kann in diesem Falle mit der Eingabephase zusammenfallen. Heutzutage kann die Analyse der Daten mit Hilfe der genannten Programme auch von einem PC geleistet werden. Der hausärztliche Forscher, der ein Kleingerät so benutzt, kann also die Analyse selbständig durchführen. Den Umgang mit den Standardprogrammen kann er in nur wenigen Tagen erlernen.

5.8 Zusammenfassung

In diesem Kapitel haben wir die erforderlichen Einzelschritte beschrieben, die der Formulierung der Fragestellung und dem Entwurf des Untersuchungsprojekts in groben Zügen folgen. An erster Stelle geht es um die Umsetzung theoretischer Begriffe in Variable, die in operationalen Vokabeln definiert werden: Man legt fest, welche Objekte gemessen werden, was gemessen wird und mit welchen Meßinstrumenten. In diesem Zusammenhang haben wir auf die zu beachtenden Regeln der Objektivität hingewiesen, v.a. dann, wenn sich ein Unterschied zwischen Meß- und Analyseeinheit ergibt.

Weiter wurde näher auf Validität und Zuverlässigkeit des Meßinstruments eingegangen. Dabei wurden das schriftliche und das mündliche Interview erwähnt.

Der nächste Schritt besteht im Ausarbeiten einer Reihe administrativ-organisatorischer Entscheidungen, wie die Art der Dokumentation der Untersuchungsergebnisse, der Entwurf eines Untersuchungsprotokolls und die Organisation der Feldstudie. Dazu gaben wir Empfehlungen für einen möglichst guten Ablauf der Untersuchung in dieser kritischen Phase. Gleichzeitig gaben wir einige technische Ratschläge für einen Untersuchungsvordruck.

Danach gingen wir kurz auf eine Reihe verarbeitungstechnischer Aspekte ein, die für die Datensammlung wichtig sind. Dabei haben wir u.a. auf die Möglichkeiten des PC gegenüber den mehr konventionellen Möglichkeiten aufmerksam gemacht.

III Analyse der Untersuchungsergebnisse: induktive Statistik

6 Induktive Statistik (I)
– Wahrscheinlichkeitstheorie und Stichprobe –

In den vorangehenden Kapiteln haben wir viele der für einen Untersuchungsgang erforderlichen Schritte besprochen. Bei den verschiedenen Arten von Studien ist beiläufig bereits der Begriff *Repräsentativität* zur Sprache gekommen. Dieser Begriff deutet auf den Grad der Übereinstimmung der Charakteristika der Stichprobe mit denen der Gesamtgruppe, zu der sie gehört. Man kann sich bei einer Studie nämlich häufig mit einem Teil der Gesamtpopulation begnügen und doch Aussagen über die letztere machen. Der Untersucher muß die Testgruppe dann aber nach vorher ausgeklügelten Gesichtspunkten zusammenstellen.

Wenn die Testgruppe auf diese Weise festgelegt ist, kann der Untersucher seine Forschungsergebnisse für eine viel größere Population als die Testgruppe für gültig erklären. Man nennt dies *verallgemeinern*. Mit dieser Problematik beschäftigt sich die induktive Statistik.

Die induktive Statistik beruht größtenteils auf der Wahrscheinlichkeitstheorie. Um dies besser verständlich zu machen, möchten wir auf die Beziehung der Wahrscheinlichkeitsrechnung zur Verallgemeinerung eingehen. Dabei sind Präzision und Zuverlässigkeit zentrale Begriffe. Daneben gehen wir in diesem Kapitel auf die Bedeutung der Häufigkeitsverteilung für die Aussagen wissenschaftlicher Forschung ein.

6.1 Wahrscheinlichkeitsrechnen und Verallgemeinern

Das folgende Beispiel haben wir einer Untersuchung des Hausarztes Meijer über die Häufigkeit des Colon irritabile in seiner Praxis entnommen. Wohlgemerkt: Es ging also nicht um das Vorkommen des Colon irritabile in einer offenen Bevölkerung, sondern um entsprechende Beschwerden, die dem Hausarzt zu Gesicht gekommen sind.

Meijer wertete insgesamt 371 seiner Karteikarten aus. 34 dieser insgesamt 371 Patienten (9%) kamen für die Diagnose Colon irritabile in Betracht. Meijers Interesse galt primär nicht dem Prozentsatz der Colon-irritabile-Patienten in seiner Testgruppe, sondern dem der gesamten Praxispopulation. Es ergibt sich die Frage, unter welchen Voraussetzungen das Untersuchungsergebnis von 9% auf die Gesamtpraxispopulation verallgemeinert werden darf.

Die Möglichkeit der Verallgemeinerung wird vornehmlich durch den Modus bestimmt, nach welchem der Untersucher seine Karteikarten aus der Gesamtkartei ausgewählt hat. Es ist leicht einzusehen, daß der Prozentsatz in der gesamten Praxispopulation niedriger als 9 sein wird, weil Meijer seine Patienten auch unter dem Gesichtspunkt ausgewählt hatte, sie könnten an dieser Erkrankung leiden. Er hätte dann eine im Verhältnis zu große Zahl von Colon-irritabile-Patienten ausgewählt. Auch wenn er seine Auswahl auf eine bestimmte Altersgruppe oder nur auf Frauen beschränkt hätte, könnte er aufgrund seiner Auswahl keine Aussage über die gesamte Praxispopulation machen.

Meijer hätte natürlich alle Karteikarten auswerten können; diese Methode wäre die präziseste und zuverlässigste. Er hätte sich dann mit einer statistisch-beschreibenden Analyse seines Untersuchungsmaterials begnügen können, und diese Schlußfolgerungen hätten unmittelbar auf die gesamte Praxispopulation Anwendung finden können.

Meist folgt man einem solchen Vorgehen nicht; die Vorteile dieser Arbeitsweise wiegen die praktischen, finanziellen und organisatorischen Nachteile nicht auf. Will man aber – wie Meijer – aufgrund einer Stichprobe Schlußfolgerungen auf die Kolonbeschwerden in der ganzen Praxispopulation ziehen, dann muß diese Stichprobe bestimmten Voraussetzungen genügen.

Bei der Verallgemeinerung bedient man sich einer Reihe von Prinzipien der Wahrscheinlichkeitstheorie. Verallgemeinern ist also eine Frage der Wahrscheinlichkeit. Dies beinhaltet, daß der Untersucher Gefahr läuft, sich zu verspekulieren. Es kommt darauf an, diese Gefahr so gering wie möglich oder jedenfalls in Grenzen zu halten.

Diese Grenzen bestimmt im Prinzip der Untersucher. Bevor er sich zu einer *Stichprobe* entschließt, muß er die erforderliche Präzision und die Zuverlässigkeit der Ergebnisse der Stichprobe festlegen.

Die *Präzision* der Stichprobenergebnisse wird umschrieben als die Fehlerbreite, die der Untersucher in Kauf nimmt, wenn er aufgrund einer Stichprobe Aussagen über die Gesamtbevölkerung abgeben will. Im Beispiel des Colon irritabile bedeutet eine Präzision von 10%, daß der Untersucher von vornherein eine Abweichung seines Untersuchungsergebnisses von maximal 5% nach oben oder unten akzeptiert. Der Untersucher findet in seiner Stichprobe einen Prozentwert von 9%; er kann daraus folgern, daß der Wert für die Gesamtpopulation zwischen 4% und 14% liegt.

Eine andere Frage, die der Untersucher klären muß, bevor er eine Stichprobe nimmt, ist die *Zuverlässigkeit* des Untersuchungsergebnisses. Diese wird umschrieben als die Wahrscheinlichkeit, daß bei einer gegebenen Präzision eine zutreffende Schlußfolgerung gezogen werden kann. Diese statistische Zuverlässigkeit ist übrigens nicht zu verwechseln mit der Zuverlässigkeit eines Meßinstruments (siehe Abschn. 5.2). Die statistische Zuverlässigkeit bezieht sich auf den Grad, in dem eine Verallgemeinerung auf die Gesamtbevölkerung möglich ist, während die Zuverlässigkeit eines Meßinstruments etwas aussagt über die Qualität der Meßwerte einer Variablen, die mit diesem Meßinstrument ermittelt wurden. Meistens wird beim Verallgemeinern eine Zuverlässigkeit von 95% als akzeptabel angesehen.

Ein dritter wichtiger Parameter ist die Form der *Häufigkeitsverteilung* der Variablen. Dies bedeutet buchstäblich die Verteilung der Wahrscheinlichkeit, daß die unterschiedlichen Werte einer Variablen in der Population angetroffen werden.

Im Prinzip ist die Wahrscheinlichkeit nichts anderes als eine relative Häufigkeitsverteilung, und zwar der Gesamtpopulation. Wenn man das Alter eines jeden Patienten der Gesamtpopulation kennt, kann man den Prozentsatz der Colon-irritabile-Patienten pro Altersgruppe berechnen. Aus diesen Prozentwerten läßt sich ein Histogramm zeichnen (s. Abschnitt 8.3). Wenn wir die Spitzen aller Säulen durch eine Linie verbinden, dann ergibt sich häufig eine mathematische Formel, die dieser Linie sehr nahe kommt. Eine solche Formel wird auch Häufigkeitsverteilung genannt; beim Verallgemeinern werden einige Eigenschaften einer solchen mathematisch konstruierten Häufigkeitsverteilung benutzt.

Bei der Verallgemeinerung benutzt man also Kenntnisse über den Grad der Annäherung einer bestimmten Verteilung der Untersuchungsvariablen an bestimmte mathematische Eigenschaften, die man auf empirischen oder theoretischem Wege erlangt hat.

6.2 Repräsentativität

Bei der Frage der Repräsentativität der Untersuchungsergebnisse geht es darum, inwieweit der Untersucher in der Lage ist, seine Resultate für eine größere Population (Zielgruppe) als die Testgruppe (Sample), mit der er seine Ergebnisse gewonnen hat, für gültig zu erklären.

Will der Untersucher in Richtung einer größeren Population (Universum) verallgemeinern, dann muß er vorab Maßnahmen treffen mit dem Ziel, daß eine solche Verallgemeinerung auch möglich ist. Dazu muß er aus der Population, die das Ziel seiner Aussage sein soll, eine Stichprobenauswahl treffen. Diese Stichprobe muß gewährleisten, daß sich keine willkürliche Selektion der Testpopulation ergibt. Wie gut die Stichprobe auch immer vorbereitet sein mag, es gibt doch alle möglichen Ursachen für eine gewisse schiefe Auswahl. Dies gilt auch für Untersuchungen in der Allgemeinpraxis. Die Fehler, die auf diese Weise entstehen, nennt man Auswahlbias. Es ist beispielsweise sehr wirkungsvoll, nur Befunde von Sprechstundenpatienten zu sammeln. Im allgemeinen kommt Menschen mit einer niedrigeren Arztschwelle dann eine größere Wahrscheinlichkeit zu, in die Testgruppe einzugehen. Dies kann z. B. beinhalten, daß diese Patienten eine sehr spezielle Meinung über Krankheit und Gesundheit haben im Vergleich zu Personen mit einer höheren Arztschwelle. Eine andere Möglichkeit besteht darin, daß chronisch Kranke einen regelmäßigen Kontakt mit ihrem Hausarzt halten. So würden also chronisch kranke Patienten in einer Testgruppe gegenüber Patienten ohne chronische Krankheiten überrepräsentiert sein. Wenn man nun eine Aussage über die gesamte Praxispopulation anstrebt, dann muß man darauf achten, daß auch diejenigen, die den Hausarzt selten aufsuchen, die gleiche Möglichkeit erhalten, an der Untersuchung teilzunehmen.

Eine spezifische Praxissituation kann ebenfalls zu einer Selektion führen, z. B. wenn die Untersuchung in einer typischen Landgemeinde mit einer vornehmlich bäuerlichen Bevölkerung stattfindet oder in einem Stadtteil, in dem zufälligerweise viele Gastarbeiter wohnen. Eine andere Form der Selektion ergibt sich, wenn beim Entwurf der Studie eine spezielle Gruppe ausscheidet. Unterscheiden sich diese Personen nämlich deutlich von der Gruppe, die schließlich in die Studie eingeht, dann beeinflußt dies die Reichweite der Schlußfolgerungen. Es ist daher sinnvoll zu untersuchen, ob die Gruppe der Ausgeschiedenen bestimmte Charakteristika aufweist oder nicht. Sonst ergibt sich das Risiko einer fehlerhaften (unzulässigen) Verallgemeinerung. Der Untersucher deklariert seine Ergebnisse als anwendbar auf eine Population, die in der Stichprobe nicht repräsentiert war. Meist versucht der Untersucher dann durch eine Reihe von Argumenten, sein Vorgehen akzeptabel zu machen.

Ein bekanntes Beispiel ist die Ausdehnung von Untersuchungsergebnissen aus einer Praxis auf andere Praxen. Einen solchen Fehler könnte Meijer beispielsweise begangen haben, indem er aufgrund des ermittelten Prozentsatzes von 9% Colon-irritabile-Patienten Aussagen über die Häufigkeit des Colon irritabile in anderen Allgemeinpraxen tätigte. Es ist leicht einzusehen, daß eine solche Arbeitsweise nicht zu verantworten ist. Praxen können sich in vieler Hinsicht unterscheiden; denken wir z. B. an den Grad der Verstädterung, den Altersaufbau, die Entfernung zu bestimmten Einrichtungen oder Faktoren, die in der Person des Arztes liegen. All diese Faktoren können den Prozentsatz von Colon-irritabile-Patienten in einer Praxis beeinflussen. Der einzige Weg, der Aussagen über mehrere Praxen zuläßt, ist eine Stichprobenauswahl aus allen Praxen, für die diese Aussagen gelten sollen. Dies unterstreicht noch einmal die Wichtigkeit einer genauen Umschreibung der gesamten Population.

Eine ganz andere Möglichkeit der Selektion besteht weiter darin, daß der Untersucher selbst die Zusammensetzung seiner Testgruppe beeinflußt. Angenommen, der Untersucher sei der Meinung, daß eine bestimmte Erkrankung einen vorwiegend psychosomatischen Charakter habe, wohingegen andere dieser Anschauung widersprechen. Beschränkt der Untersucher nun seine Studie v. a. auf Patienten mit einem bestimmten psychosozialen Hintergrund, dann läuft er auf diese Weise Gefahr, eine Aussage über die Gesamtgruppe seiner Patienten zu tun, während dies tatsächlich nur für die Gruppe mit dem betreffenden psychosozialen Background zulässig wäre. So kann der Untersucher die Ergebnisse – möglicherweise unbewußt – in die Richtung seiner Theorie beeinflussen (s. 1.6).

Viele Studien in der Allgemeinpraxis tragen Längsschnittcharakter. Dies beinhaltet, daß sich die Datensammlung über einen längeren Zeitraum erstreckt. Wenn sich die Untersuchung auf die Erforschung des natürlichen Verlaufs einer Erkrankung oder auf die Auswirkung einer bestimmten Therapie richtet, ist die Gefahr, daß einige Personen zu krank werden oder gar sterben und so aus der Testgruppe ausgeschlossen werden müssen, nicht nur theoretisch gegeben. Bei dieser schwer zu verhütenden Form der Selektion wird empfohlen zu prüfen, wie die sich aus dem Ausfall ergebende Selektion genau beschaffen ist.

Eine letzte Form der Selektion, die wir nun zur Diskussion stellen müssen, betrifft den *Berksonschen Trugschluß*. Dieses Problem ergibt sich, wenn Variablen mit unterschiedlichen Eigenschaften auch eine unterschiedliche und nicht bekannte Wahrscheinlichkeit, in die Untersuchung einbezogen zu werden, zukommt. In der Medizin ergibt sich dieses Problem natürlich vorzugsweise dann, wenn eine Studie auf den Befunden von Menschen basiert, die sich am Schalter des Gesundheitswesens anmelden. Dies kann z. B. zur Überbewertung eines Zusammenhangs zwischen 2 Variablen führen.

Angenommen, Patienten mit Herzbeschwerden haben eine größere Wahrscheinlichkeit, ins Krankenhaus aufgenommen zu werden, als Patienten mit einer Bronchitis und daß weiter die Wahrscheinlichkeit der Krankenhauseinweisung bei einem Leistenbruch zunimmt. Wenn man nun aufgrund der Krankenhausstatistik das Morbiditätsverhalten von Bronchitispatienten mit dem der Herzpatienten vergleichen würde, dann würde sich ergeben, daß erstere häufiger einen Leistenbruch haben als letztere. Diesen Unterschied hätte man, wenn die Studie auf der Gesamtbevölkerung und nicht nur auf der Krankenhauspopulation basiert hätte, sicher nicht gefunden.

6.3 Stichproben

Angenommen, der Untersucher möchte eine Aussage über *den* niederländischen Hausarzt machen. Es ist dann meist nicht notwendig, alle niederländischen Hausärzte zu berücksichtigen. Unter der Voraussetzung, daß bestimmte Regeln beachtet werden, kann man sich auch mit einer Stichprobe begnügen. Eine der Anforderungen besteht darin, daß der Untersucher die Zusammensetzung der Stichprobe nicht beeinflußt; dies muß mit Hilfe der Mechanismen der Wahrscheinlichkeit geschehen. Eben dann nur können die Prinzipien der Wahrscheinlichkeitstheorie auf das Untersuchungsergebnis Anwendung finden.

Bevor man zur Stichprobenauswahl übergeht, muß zunächst die Zielgruppe genau abgesteckt werden. Unter *Population* verstehen wir eine Gruppe von Einheiten, denen eine oder mehrere Eigenschaften gemeinsam ist. Die Untersuchungseinheiten müssen so beschrieben sein, daß für die einzelne Einheit klar ist, ob sie zur Population gehört oder nicht.

Zur Verdeutlichung einige Bespiele:

- Die Population niederländischer Hausärzte hat als gemeinsames Merkmal den Beruf des Hausarztes. Diese Population umfaßt sowohl den 75jährigen, nicht mehr praktizierenden als auch den gerade fertig weitergebildeten Hausarzt.
- Wird die Studie auf eine bestimmte Gruppe von Hausärzten begrenzt, dann könnte diese Gruppe beschrieben werden als ein Sample von Hausärzten mit einer Praxis von etwa 3000 Patienten, mindestens 5 Jahre niedergelassen und als Einzelarzt auf dem Lande tätig.
- Umfaßt die Studie Patienten mit Leibschmerzen, dann läßt sich die Population beschreiben als: alle Patienten, die mit der Angabe: „Ich habe Leibschmerzen", in die Sprechstunde kommen. Es ist klar, daß diese Population ziemlich heterogen ist, weil sich hinter dem Symptom Leibschmerzen eine Menge von Ursachen und Krankheiten verbergen kann.
- Eine Präzisierung läßt sich folgendermaßen erreichen: „Patienten mit dem Leitsymptom Leibschmerzen mit Lokalisation in der Magengegend, über 18 Jahre alt und männlich".

Die korrekte Stichprobenauswahl ist für den Wert der Untersuchung sehr wichtig. Für die Verallgemeinerung ist essentiell, daß der Untersucher genau weiß, wie groß die Wahrscheinlichkeit, in die Stichprobe aufgenommen zu werden, für jede

Untersuchungseinheit ist. Im Abschnitt 6.2 haben wir schon auf die Stolpersteine hingewiesen, die in Sachen Selektion zu erwarten sind. Die damit zusammenhängenden Probleme sind allgemeiner methodischer Art. Die Wahl einer bestimmten Form von Stichprobe hat im wesentlichen technische Konsequenzen.

Wir besprechen im folgenden 3 der verschiedenen Arten von Stichproben. Dabei gehen wir nur kurz auf die Art der Auswahl ein. Es handelt sich um die Zufalls-, die systematische und die geschichtete (stratifizierte) Stichprobe.

Systematische (randomisierte) Stichprobe

Der Ausdruck systematisch ist hier eigentlich nicht ganz am Platze, weil er suggerieren könnte, daß man die eine oder andere Form der Selektion anwendet. Der Unterschied zur Zufallsstichprobe besteht darin, daß man hier nur das erste Glied der Stichprobe mittels einer zufälligen Auswahl festlegt. Danach wird jedes 10., 100. oder 1000. Glied – abhängig von der Stichprobenfraktion (der Teil der Gesamtpopulation, den man in die Untersuchung einbeziehen will: n/N) – in die Stichprobe einbezogen.

Die systematische Stichprobe hat auf der Hand liegende Nachteile bei Phänomenen, die eine Wellenbewegung zeigen. Angenommen, man wolle die mittlere Temperatur in einem Zeitabschnitt messen und dazu die Temperatur an einem willkürlich gewählten Zeitpunkt des Tages ablesen und man tue dies dann immer um 24 Uhr. Man würde dann kein zutreffendes Bild der Temperatur erhalten, weil man alle Tag- oder Nachttemperaturen überschlagen hätte. Dem kann man dadurch begegnen (falls die Periodizität des zu untersuchenden Phänomens bekannt ist), daß man nicht um 24 Uhr, sondern z. B. um 19 oder 9 Uhr mißt.

Der Vorteil einer systematischen Stichprobe liegt darin, daß man dazu keine langen Listen mit zufälligen Zahlen zu Rate ziehen muß. So wird der Hausarzt, der jede 10. Familienkartei herausnimmt, viel schneller zum Ziel kommen als derjenige, der immer wieder seine Randomisierungstabelle aufschlagen muß, um die richtige Karteikarte zu wählen.

Wenn der Computer die Stichprobenauswahl vornimmt, wird man immer einer Zufallsstichprobe den Vorzug geben, weil man mit einem Computer auf einfache Weise zufällige Zahlen erhalten kann. So kann aus der Gesamtzahl aller Hausärzte eine Zufallsstichprobe ebenso schnell erstellt werden wie eine systematische.

Zufallsstichprobe (einfach randomisierte Stichprobe)

Angenommen, man wolle der Kartei des Hausarztes eine Stichprobe entnehmen. Wenn dies auf gut Glück geschieht, läuft man Gefahr, doch eine gewisse Selektion zu betreiben: Vielleicht neigt man dazu, die „dicken" Karteikarten zu nehmen oder gerade zu vermeiden.

Um diese Selektion zu verhüten, muß man eine Prozedur vollziehen, bei der die Auswahl vollkommen zufällig und frei von jeglicher persönlichen Willkür vor sich geht. Das Prinzip besteht darin, daß jedes Element der Population die gleiche Chance erhält, in die Stichprobe aufgenommen zu werden. Dieses Prinzip liegt auch einer Lotterie zugrunde: Jedes Los hat die gleiche große Wahrscheinlichkeit, gezogen zu werden. Die Wahrscheinlichkeit beträgt n/N, wobei n die Zahl der Gewinnlose (die Stichprobe) und N die Gesamtzahl der Lose (die Population) ist.

Für eine Zufallsstichprobe kann man speziell dafür erstellte Tabellen benutzen. Diese setzen sich aus computermäßig ermittelten Zahlen zusammen, die absolut ohne ein System geordnet sind.

Geschichtete Stichprobe

Angenommen, man wolle die Körpergröße und das Gewicht von Kindern unterschiedlichen Alters und Geschlechts untersuchen. Man kann dazu eine Zufallsstichprobe nehmen, ohne auf Alter und Geschlecht zu achten. Danach kann man dann feststellen, ob die verschiedenen Altersgruppen in der Stichprobe so repräsentiert sind wie in der Population. Wenn man hinstichtlich bestimmter Altersgruppen Schlußfolgerungen ziehen will, müssen diese auch ausreichend in der Stichprobe vertreten sein.

Es besteht nun bei einer Zufallsstichprobe immer die Möglichkeit, daß dies nicht der Fall ist. Dann war also alle Mühe vergeblich. Will man sich von vornherein der gewünschten Anzahl pro Gruppe versichern, unterteilt man die Population erst in Altersgruppen (Schichten, Strata). Danach entnimmt man jedem Stratum (Schicht) eine Zufalls- oder systematische Stichprobe. So kann man in der Altersgruppe von 0 bis 10 Jahren für jeden Jahrgang die Größe der Stichprobe für Jungen und Mädchen festlegen. Die endgültige Stichprobe könnte dann aus je 100 Jungen und Mädchen von 0 Jahren, von 1 Jahr, 2 Jahren etc. bestehen.

Der Umfang der Stichprobe hängt von verschiedenen Faktoren ab. Wir kommen hierauf noch zurück. Wir werden auch noch näher auf die Voraussetzungen eingehen, unter denen man aus den Stichprobenergebnissen auf die Gesamtpopulation, aus der die Stichprobe entnommen wurde, schließen kann.

6.4 Präzision

Die Präzision betrifft, wie wir gesehen haben, die zuvor festgelegte Schwankungsbreite, innerhalb derer die Ergebnisse der Stichprobe variieren können, wenn man diese verallgemeinern will. Je enger die Schwankungsbreite, um so präziser sind die Aussagen, die die Untersuchungsergebnisse erlauben. Ein Beispiel mag dies anschaulich machen.

Angenommen, man wolle die mittlere Praxisgröße der niederländischen Hausärzte ermitteln. Dazu nimmt man eine Zufallsstichprobe von 100 Hausärzten aus dem Gesamtbestand. Der Untersucher errechnet aufgrund dieser Stichprobe eine mittlere Praxisgröße von 2700 Patienten. Beträgt die zuvor akzeptierte Streubreite der Präzision 20, dann kann er schließen, daß die mittlere Praxisgröße in den Niederlanden also zwischen 2690 und 2710 Patienten liegen muß. Die Studie würde damit ein sehr genaues Ergebnis liefern, viel präziser, als wenn der Untersucher vorher eine Marge von z.B. 1400 akzeptiert hätte. In diesem Fall würde die

Schlußfolgerung lauten, die mittlere Praxisgröße müsse zwischen 2000 und 3400 Patienten liegen.

Die Festlegung der Präzision erfordert einen Entschluß des Untersuchers. Wichtigste Richtschnur dafür bilden die Fragestellung, die bereits vorliegenden Erkenntnisse über das Thema und das Ziel der Untersuchung. Wenn die Studie über die Praxisgröße zum Ziel hat, zu Maßnahmen zur Praxisverkleinerung zu kommen, dann bieten relativ präzise Informationen bessere Möglichkeiten für sachgerechte Maßnahmen als die viel weitere Marge von 1400.

Wie kann nun der Untersucher die Präzision seiner Aussagen, die er aufgrund seiner Ergebnisse macht, verbessern? Im allgemeinen gilt als Faustregel: Je größer die Stichprobe, um so geringer die Schwankungsbreite der Präzision und um so zutreffender folglich die Aussage.

6.5 Zuverlässigkeit

Wie groß die Stichprobe auch immer sein mag, geht man doch bei der Verallgemeinerung der Ergebnisse immer das Risiko einer fehlerhaften Schlußfolgerung ein. Die einzige Art, dieses Risiko völlig auszuschließen, besteht darin, die gesamte Population in die Untersuchung einzubeziehen. Mit einer Stichprobenwahl sind jedoch meist so viele Vorteile verbunden, daß diese in den meisten Fällen die Wahrscheinlichkeit fehlerhafter Schlußfolgerungen überwiegen.

Wenn wir auch ein geringes Risiko nicht vermeiden können, so ist es trotzdem möglich, dies auf ein vertretbares Maß zu senken. In der Tat ist heute in der Praxis wissenschaftlicher Forschung ein bestimmter Grad von *Zuverlässigkeit* allgemein vertretbar. Meist nimmt man 95 oder 99% an, d.h., daß die Verallgemeinerung von Stichprobenergebnissen auf die Gesamtpopulation mit einer Sicherheit von 95 bzw. 99% als akzeptabel angesehen wird.

Der erforderliche Grad von Zuverlässigkeit richtet sich natürlich auch nach der Fragestellung. So wird man schon aus ethischen Gründen bei einer Untersuchung der Wirkungen und Nebenwirkungen eines Arzneimittels auf den Verlauf einer schweren Erkrankung an die Zuverlässigkeit höhere Anforderungen stellen als bei einer Studie über die Praxisgröße, die weniger unmittelbare Konsequenzen für die Gesundheit der Bevölkerung nach sich zieht. Die Festlegung des Grades der Zuverlässigkeit ist übrigens nicht isoliert von der gewünschten Präzision zu sehen. Dies läßt sich anhand des obigen Beispiels einer Studie über die mittlere Größe von Allgemeinpraxen einfach darstellen. Im Beispiel nannten wir zwei verschiedene Bandbreiten, nämlich 20 und 1400, wobei sich im ersten Fall ziemlich präzise Aussagen machen lassen, im zweiten Fall jedoch nicht. Gleichzeitig gilt aber, daß die Möglichkeit fehlerhafter Schlußfolgerungen (bei derselben Stichprobe) im ersten Fall viel größer ist als beim zweiten. Bei einer Präzisionsmarge von 1400 ist der Grad der Zuverlässigkeit also höher als bei einer von 20.

Um nun bei der Schwankungsbreite von 20 doch eine annehmbare Zuverlässigkeit zu erreichen, muß man den Umfang der Stichprobe erweitern. Zunahme der Präzision bedeutet bei gleichbleibender Größe der Stichprobe eine niedrige Zuverlässigkeit; umgekehrt bedeutet größere Zuverlässigkeit eine geringere Präzision.

Sind die erforderliche Präzision und Zuverlässigkeit einmal festgelegt, kann man bei ausreichender Kenntnis der Häufigkeitsverteilung einer Variablen auch den erforderlichen Umfang der Stichprobe festlegen. Es besteht also eine deutliche wechselseitige Beziehung zwischen dem Umfang der Stichprobe, der Präzision und der Zuverlässigkeit.

6.6 Häufigkeitsverteilung

Sowohl bei der Verallgemeinerung als auch beim Festlegen des erforderlichen Umfangs der Stichprobe ist die Kenntnis der Art der Verteilung und der Abweichung der Meßwerte der zur Diskussion stehenden Variablen erforderlich. Über Zuverlässigkeit und Präzision kann der Untersucher entscheiden, ohne näher zu wissen, mit welcher Häufigkeit bestimmte Werte der betreffenden Variablen auftreten. Anders bei der Form der Verteilung. Darüber kann der Untersucher erst etwas aussagen, wenn über die betreffende Variable empirische Kenntnisse vorliegen. Diese Kenntnisse gewinnt man durch eine Vielzahl von Stichprobenergebnissen. Warum nun ist die Kenntnis der Verteilung eines Merkmals so wichtig für die Verallgemeinerung? In der Praxis ergibt sich, daß alle möglichen empirischen Verteilungsformen bestimmten mathematischen Verteilungsformen sehr weitgehend nahekommen. Dadurch können die mathematischen Eigenschaften dieser Verteilungsformen auf die in Frage kommenden empirischen Verteilungsformen Anwendung finden. Diese mathematischen Eigenschaften sind also bei der Verallgemeinerung der Untersuchungsergebnisse zu gebrauchen.

Wegen der erforderlichen mathematischen Aufbereitung setzt die Anwendung der Merkmale mathematischer Verteilungen auf empirische Verteilungen Variable voraus, die auf einem Intervall- oder Rationiveau liegen.

Gaußsche Normalverteilung

Angenommen, wir wollen den diastolischen Blutdruck von 65 Patienten (in mm Hg) bestimmen und die Druckwerte dieser 65 Patienten in einem Säulendiagramm darstellen. Dies würde Abb. 4 entsprechen.

Achtet man bei dieser Abbildung nicht so sehr auf die Höhe der einzelnen Säulen, sondern auf die Form des Gesamtbildes, dann kann man eine deutliche Glockenform erkennen. Dies wird noch deutlicher, wenn wir die Mittelpunkte der Oberkanten der Säulen miteinander verbinden (Abb. 5).

Mit Hilfe einer mathematischen Formel läßt sich eine Grafik genau derselben Form, in der sowohl die Mittelwerte als auch die Standardabweichung der in der Studie gefundenen Blutdruckwerte zu finden sind, ebenfalls konstruieren. Eine solche Kurve nennt man Normalverteilung oder Gaußsche Kurve. Dies sind i. allg. symmetrische Verteilungen mit einem mittleren Gipfel und einem gleichmäßigen Abfall nach beiden Seiten. Die Normalverteilung spielt in der induktiven Statistik eine wichtige Rolle.

Angenommen, die Verteilung der Blutdruckwerte in der Bevölkerung entsprä-

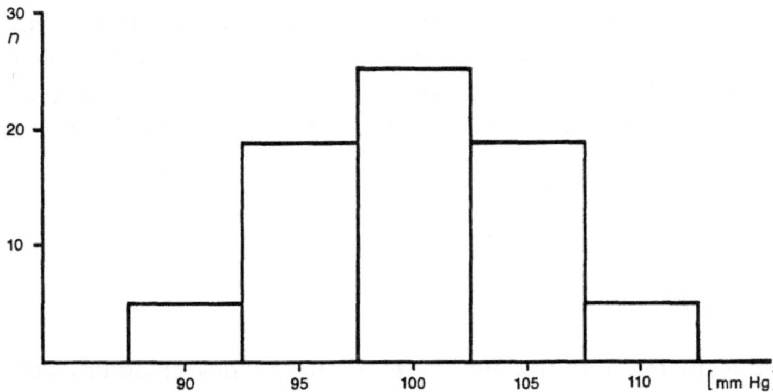

Abb. 4. Säulendiagramm der Blutdruckwerte von 65 Patienten

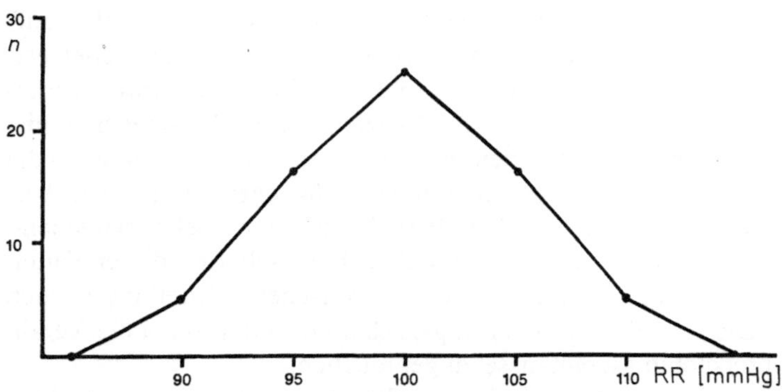

Abb. 5. Häufigkeitspolygon der Blutdruckwerte von 65 Patienten

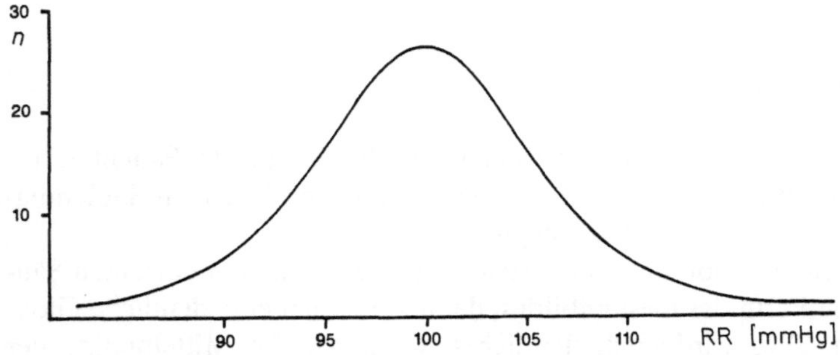

Abb. 6. Konstruierte Normalverteilung mit einem mittleren diastolischen Blutdruck von 100 und einer Standardabweichung von 5 (beides in mm HG)

che der Gaußschen Kurve, dann könnte man deren mathematische Eigenschaften auf die in der Studie gefundene Verteilung der Blutdruckwerte übertragen. Meist geschieht dies aufgrund der Erkenntnisse aus früheren Untersuchungen, aber auch aufgrund theoretischer Erwägungen. Angenommen, der mittlere Blutdruckwert sei $U \cong 100$, die Standardabweichung $SD = 5$. In diesem Fall hätte die Kurve folgendes Aussehen (Abb. 6).

Dieselbe Grafik gewinnt man also auf zwei verschiedenen Wegen, und zwar einerseits durch die Anordnung der einzelnen Meßergebnisse in der Häufigkeitsverteilung, andererseits durch die Anwendung der mathematischen Formel für die Normalverteilung mit Mittelwert und Standardabweichung. Haben die empirische und die theoretische Häufigkeitsverteilung ausreichende Ähnlichkeit, dann lassen sich die mathematischen Charakteristika der konstruierten Verteilung (Abb. 6) auf die in der Untersuchungsklientel gefundene Häufigkeitsverteilung übertragen. Wir können dann mit Hilfe der Standardabweichung den Abstand bestimmen, in dem ein gewisser Prozentsatz aller Meßergebnisse zwischen dem Mittelwert aller Messungen und je 2mal der Standardabweichung nach oben und nach unten liegen. Im Beispiel von Abb. 6 liegen 95% der Ergebnisse demnach zwischen $100-2\cdot5$ und $100+2\cdot5$.

So zeigen Normalverteilungen noch weitere mathematische Eigenschaften. Im Rahmen dieses Buches werden wir hierauf nicht weiter eingehen, es genüge ein Hinweis auf die entsprechende Literatur [7, 22, 27]. Wichtig ist die Feststellung, daß unsere Schätz- und Prüfmethoden sich auf solche mathematischen Eigenschaften gründen. Mit Hilfe statistischer Techniken ist es darüber hinaus möglich, den Grad der Übereinstimmung zwischen der tatsächlich gefundenen Häufigkeitsverteilung und der theoretischen Verteilung zu bestimmen. Aufgrund dieser Übereinstimmung entscheidet der Untersucher dann, ob er von einer bestimmten Häufigkeitsverteilung ausgehen kann. Wenn er sich dafür entscheidet, kann er die Eigenschaften der theoretischen Verteilung auf die Verteilung in seinem Material anwenden.

Außer der Normalverteilung kennen wir noch eine Reihe anderer Verteilungsmuster, wie die exponentielle oder die Verteilung nach Poisson oder die binominale Verteilung. In diesem Zusammenhang wollen wir lediglich noch auf die binominale Verteilung kurz eingehen, weil diese Form in der Medizin häufig vorkommt.

Die binominale Verteilung

Es kommt gelegentlich vor, daß eine Variable nur 2 Werte haben kann, z. B. beim Geschlecht (männlich - weiblich) oder beim Vorliegen einer Krankheit: krank oder nicht krank.

Angenommen, man wolle untersuchen, ob eine Grippeimpfung den gewünschten Effekt, nämlich die Prophylaxe der Grippe, gehabt hat. Nach der Grippesaison wird untersucht, ob die Testpersonen eine Grippe hatten oder nicht. Der Prozentsatz nicht erkrankter Patienten, den man aus einer Stichprobe aus der Population aller Geimpften findet, folgt dann einer binominalen Verteilung. Die Form dieser Verteilung wird durch den Umfang der Stichprobe und durch den Erfolg der Grippeprophylaxe bestimmt. Man muß sich bei diesem Beispiel vor Augen halten, daß eine ursprünglich nominale Variable (männlich-weiblich; krank-nichtkrank) zu einer Variablen mit einer Ratioskala Anzahl Männer oder Anzahl Nichtkranker umgearbeitet wurde.

In Abb. 7 geben wir ein Beispiel einer binominalen Verteilung für 10 Patientinnen mit einer 25%igen Überlebenschance.

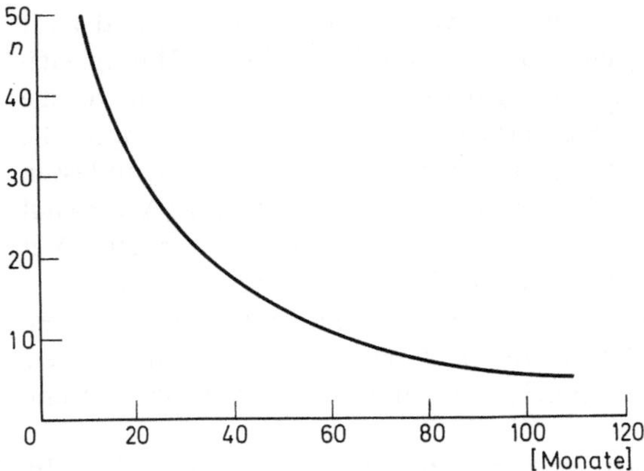

Abb. 7. Typische Form einer exponentiellen Verteilung (Zahl der überlebenden Patientinnen in bestimmten Zeitabschnitten nach Mammaamputation)

Auch hier würde es zu weit führen, die mathematischen Eigenschaften der binominalen Verteilung ausführlich zu behandeln.

Es ist übrigens längst nicht immer möglich, eine theoretische Häufigkeitsverteilung zu benutzen. Dies bedeutet aber nicht, daß es keine Möglichkeit der Verallgemeinerung gäbe. Man kann in einem solchen Fall von der sog. *verteilungsfreien Statistik* Gebrauch machen. Trotzdem ist die Kenntnis der Verteilung sehr wichtig. Eine bessere Übersicht führt i. allg. zu kleineren Stichproben, weil man viel gezielter vorgehen kann.

6.7 Zusammenfassung

In diesem Kapitel haben wir einige Begriffe aus der Wahrscheinlichkeitstheorie und einige Arten von Stichproben diskutiert. Beide bilden wichtige Bausteine der induktiven Statistik. Die Wahrscheinlichkeitstheorie versetzt den Forscher in die Lage, seine Befunde, die er in einer kleinen Population gewonnen hat, zu verallgemeinern. Dazu werden die mathematischen Eigenschaften theoretischer Häufigkeitsverteilungen auf die Verteilung der Variablen aus der Studie angewandt. Die Zusammensetzung der Untersuchungspopulation muß hierfür gewisse Voraussetzungen erfüllen. Die wichtigste Voraussetzung besteht wohl darin, daß jede Untersuchungseinheit die zuvor bestimmte Möglichkeit erhält, in einer Zufallsstichprobe vertreten zu sein. In Abschnitt 6.3 wurde auf einige Arten von Stichproben eingegangen, nachdem wir im vorausgehenden Abschnitt eine Reihe von möglichen Arten der Selektion erwähnt hatten, die die Repräsentativität einer Stichprobe beeinträchtigen können.

Beim Verallgemeinern ist immer eine Fehlermöglichkeit gegeben. Es geht darum, diese Fehlermöglichkeit auf ein vertretbares Maß zu reduzieren. Außer Art und Umfang der Stichprobe spielen hier Präzision und Zuverlässigkeit und die Häufigkeitsverteilung der Variablen eine große Rolle. In den Abschnitten 6.4, 6.5 und 6.6 sind wir auf diese Begriffe und ihre Bedeutung für die Verallgemeinerung eingegangen.

7 Induktive Statistik (II)
– Schätzen und Testen –

Untersuchungsergebnisse sind um so wertvoller, je mehr sie für eine größere Gruppe Gültigkeit besitzen. Wenn man die prophylaktische Wirkung eines Grippeimpfstoffs untersuchen will, interessiert natürlich, ob man das Untersuchungsergebnis der Testpersonen auf eine größere Personengruppe übertragen kann. Jeder Forscher wird deshalb danach trachten, seine Befunde – die sich auf die Untersuchungseinheiten der Stichprobe beziehen – zu verallgemeinern, in erster Linie auf die Gesamtpopulation, der die Stichprobe entnommen wurde.

In der Statistik spricht man von Schätzen, wenn der Untersucher seine Ergebnisse auf eine größere Population übertragen will, während er vorher keine besonderen Vorstellungen über das Ergebnis hatte. Er geht dann also nicht von speziellen Voraussetzungen bei dem zu untersuchenden Phänomen aus, die aufgrund früherer Studien oder theoretischer Erwägungen gegeben sein könnten. Im allgemeinen ist das bei explorativen Studien der Fall, die sich, wie bereits in Kap. 2 dargelegt, vorzugsweise auf die Gewinnung neuer Erkenntnisse richten.

Wenn von vornherein bereits dieses oder jenes über das Thema der Untersuchung bekannt ist, lassen sich anhand dieses Vorwissens spezielle Hypothesen entwickeln, die man dann einer Testung unterziehen kann. Daneben kann man natürlich auch spezielle Hypothesen aufgrund empirischer Argumente entwerfen (s. 2.2).

Sowohl bei der Schätzung als auch bei der Testung geht es um die Verallgemeinerung der Ergebnisse, in einem Fall gibt es jedoch nur ein geringes Vorwissen über das Thema (die Studie richtet sich ja gerade darauf, Wissen zu erarbeiten), im anderen Fall gibt es detaillierte Erkenntnisse oder theoretisches Wissen, auf deren Basis ziemlich genaue Voraussagen möglich sind.

7.1 Verallgemeinern: Schätzen

Man kann bei der Schätzung die wahrscheinlichkeitstheoretischen Prinzipien von Präzision und Zuverlässigkeit dann anwenden, wenn die Bedingung erfüllt ist, daß jede Einheit einer umschriebenen Population eine bestimmte Wahrscheinlichkeit hatte, in der Stichprobe repräsentiert zu sein. Die Möglichkeit pro Einheit kann in Abhängigkeit von der Art der Stichprobe variieren (denken wir z. B. an bestimmte Untergruppen in einer geschichteten Stichprobe, wie in Abschn. 6.3 besprochen). Dadurch gestaltet sich die mathematische Berechnung beim Schätzen und Testen auch ein wenig komplizierter. Wir werden deshalb im folgenden von der Zufallsstichprobe ausgehen, weil dies am einfachsten ist.

Im Prinzip kommen alle Maßeinheiten der deskriptiven Statistik für eine Verallgemeinerung in Frage. Man kann also statistische Größen wir Prozentwerte, Mittelwerte und Korrelationen benutzen, um ihre Größe in der Bevölkerung zu schätzen. Dabei muß man dann selbstverständlich den vorher festgelegten Grad von Zuverlässigkeit und Präzision in Rechnung stellen.

Wir wollen den Ablauf der Schätzung nun anhand einer Reihe von Beispielen erläutern.

In der weiter oben zitierten Studie über den Wochenendnotdienst in den Niederlanden ergab sich aus einer Stichprobe von 517 Patienten, die hausärztliche Hilfe zwischen 24 und 8 Uhr in Anspruch nahmen, daß 33 % der Patienten einen Sofortbesuch angefordert hatten (d. h. einen Besuch innerhalb 30 min). Wie muß der Untersucher nun vorgehen, wenn er den Prozentsatz von Patienten schätzen will, die zwischen 24 und 8 Uhr den Hausarzt zu einem Notfallbesuch rufen? Zuvor war eine Zuverlässigkeit der Schätzung von 95 % akzeptiert worden. Die Variable „Art des Kontaktes" zwischen Hausarzt und Patient kann man in diesem Kontext als eine Variable ansehen, die lediglich 2 Werte annehmen kann, nämlich Sofortbesuch oder nicht. Wie bereits dargelegt, ist die häufigste Verteilungsform bei dichotomen Variablen die binominale Häufigkeitsverteilung.

Weil nun sowohl der Umfang der Stichprobe als auch die Zuverlässigkeit gegeben sind, liegt mit der Wahl der binominalen Verteilung (als der häufigsten Art einer empirischen Verteilung) die Präzision ebenfalls fest. Die Schlußfolgerung, die der Untersucher nun ziehen kann, lautet: Der Prozentsatz von Patienten, die während des Wochenenddienstes zwischen 24 und 8 Uhr einen Sofortbesuch des diensttuenden Hausarztes anfordern, liegt zwischen 30 und 36 %.

Ist die Marge von 6 % – aus welchen Gründen auch immer – zu hoch, dann kann die Präzision bei festliegendem Stichprobenumfang nur bei Abnahme der Zuverlässigkeit zunehmen. Obwohl dies in der Praxis ungebräuchlich ist, kann sich der Untersucher beispielsweise dazu entschließen, sich mit einer Zuverlässigkeit von 80 % zu begnügen. Dann würde die Schlußfolgerung die sein, daß der Prozentsatz der Sofortbesuche zwischen 32 und 34 % liegt. Diese Aussage ist zwar präziser, doch ist die Wahrscheinlichkeit einer falschen Schätzung ziemlich groß, nämlich 20 %.

Tabelle 2. Umfang der Stichprobe bei unterschiedlichen Präzisions- und Zuverlässigkeitsgraden auf der Basis einer Binominalverteilung ($P^a = 30\%$)

Präzision	Zuverlässigkeit	
	95 %	99 %
	Stichprobenumfang	
0,10	323	557
0,05	1 291	2 228
0,01	32 256	55 692

[a] P ist der Anteil der Sofortbesuche (d. h. die Wahrscheinlichkeit eines Sofortbesuchs), also der Prozentsatz der Sofortbesuche in der Bevölkerung.

Wie gesagt, liegt das Niveau der Zuverlässigkeit in der Regel fest. Dies bedeutet, daß dem Untersucher zur Vergrößerung der Präzision nur eine Alternative bleibt: Eine größere Stichprobe. Angenommen, die Präzision einer Schätzung solle 1% betragen, die Zuverlässigkeit 95%, dann müßte die Stichprobe mindestens 1800 Patienten umfassen.

Wie diese Zahlen nun genau berechnet werden, ist in diesem Zusammenhang weniger wichtig. Bei der Berechnung der Stichprobengröße lasse sich der Untersucher am besten von einem Statistiker beraten. Dabei muß er lediglich die erforderliche Präzision und Zuverlässigkeit und die passendste Form der Verteilung angeben. Wir begnügen uns hier mit der Feststellung, daß die Art der Berechnung im angegebenen Beispiel auf den mathematischen Eigenschaften der binominalen Verteilung beruht.

In Tabelle 2 ist der Zusammenhang von Zuverlässigkeit, Präzision und Umfang der Stichprobe noch einmal schematisch dargestellt. Daraus ist eindeutig abzulesen, daß der Umfang der Stichprobe bei Zunahme von Präzision und Zuverlässigkeit stark ansteigt.

Der hier beschriebene Ablauf läßt sich auch auf andere statistische Größen übertragen.

Wir gehen von einer Korrelation von 0,72 zwischen Rauchgewohnheiten einerseits und Lungenfunktion andererseits aus. Die ausgewählte Stichprobe wurde aus der gesamten Klientel der Praxis eines hausärztlichen Forschers gewonnen. Bei einem gegebenen Umfang der Stichprobe und festliegender Zuverlässigkeit ist die Wahl der Präzision dann nicht mehr frei. Bei einer Stichprobengröße von $n = 45$ und einer Zuverlässigkeit von 95% schätzt man die Schwankungsbreite der Korrelation in der Gesamtpopulation zwischen 0,64 bis 0,85.

Bei der Berechnung der Schwankungsbreite der Präzision wurde wieder von einer bekannten Häufigkeitsverteilung ausgegangen. In diesem Fall haben wir angenommen, daß beide Variablen der Normalverteilung (Gauß-Kurve) folgen.

Daneben haben wir in diesem Beispiel angenommen, daß die Messung der Rauchgewohnheiten und die der Lungenfunktion der Probanden unabhängig voneinander stattgefunden haben. Dies könnte z. B. dann nicht der Fall gewesen sein, wenn eine Reihe von Verwandten an der Untersuchung teilgenommen hätten, weil es sich darüber hinaus um ein genetisch bedingtes Phänomen gehandelt hätte. In diesem Fall hätte man dem Prinzip der Unabhängigkeit Gewalt angetan.

Tabelle 3. Erforderlicher Stichprobenumfang für die Verallgemeinerung von Korrelationskoeffizienten bei unterschiedlicher Zuverlässigkeit und Präzision (bei einer zu erwartenden Korrelation von $\pm 0,50$ und Normalverteilung der Variablen)

Präzision	Zuverlässigkeit	
	95%	99%
	Stichprobenumfang	
0,10	204	336
0,05	816	1347
0,01	10000	16512

In diesem Zusammenhang würde es zu weit führen, darzulegen, warum die Forderung nach Unabhängigkeit erhoben werden mußte. Es steht aber fest, daß eine Schätzung bei der Abhängigkeit zweier Variablen voneinander nicht ohne weiteres anzuwenden ist. Dies gilt übrigens genauso für die Testung.

Tabelle 3 gibt die Relation von Zuverlässigkeit und Präzision einerseits zur erforderlichen Stichprobengröße andererseits nochmals mit einer Reihe von Beispielen an.

Bei einer Zuverlässigkeit von 95 % und einer Präzision von 0,10 beträgt der erforderliche Umfang der Stichprobe 204 Untersuchungseinheiten. Findet man in der Stichprobe eine Korrelation von 0,50, dann kann man mit 95 %iger Sicherheit annehmen, daß die Korreltation in der Bevölkerung zwischen 0,45 und 0,55 liegen wird (0,50 ± 0,05). Aus Tabelle 3 wird deutlich, daß der erforderliche Umfang der Stichprobe in dem Maß, wie die Präzision zunehmen soll, sehr rasch zunimmt. Dies unterstreicht noch einmal die Wichtigkeit einer sorgfältigen Abwägung des Maßes an Zuverlässigkeit und Präzision vor dem Hintergrund der Fragestellung und des Zieles der Studie.

7.2 Verallgemeinern: Testen

Angenommen, eine Reihe von Hausärzten eines Vertreterringes bespreche die Ergebnisse der Wochenenddienststudie und diskutiere über die Vermutung, daß hinsichtlich des Krankheitsverhaltens deutliche Unterschiede zwischen den einzelnen Allgemeinpraxen bestehen. Eine Hypothese könnte z. B. besagen, daß die Patienten des Hausarztes A eher geneigt sind, während des Wochenendnotdienstes Sofortbesuche zu verlangen als die Patienten der Hausärzte B, C und D. Dies ist eine sehr spezielle Hypothese, weil sie die Richtung des erwarteten Ergebnisses angibt: Die Patienten des Hausarztes A bestellen häufiger einen Sofortbesuch des diensthabenden Hausarztes als die Patienten der übrigen Kollegen. Es ist klar, daß zwischen einer statistischen Testung und einer sog. explorativen Studie Übereinstimmungen bestehen. Bei diesen Studien ist ja doch auch die Rede von speziellen Hypothesen. Trug die Studie mehr explorativen Charakter, dann hätte die Fragestellung beispielsweise lauten können: „Wie groß sind die Unterschiede in der Anforderung sofortiger ärztlicher Hilfeleistung zwischen den Patienten vierer Hausärzte?" Diese Fragestellung läßt keine eindeutige Richtung des erwarteten Ergebnisses erkennen.

Wenn man nun eine spezielle Hypothese mit Hilfe einer Stichprobe testen will, dann bietet die statistische Testung die Möglichkeit zur Verallgemeinerung für die Gesamtpopulation. Ein Beispiel mag dies verdeutlichen:

Angenommen, man wolle erforschen, wo Identifizierung und Behandlung von Hypertoniepatienten am besten stattfinden, in der Allgemeinpraxis oder in Beratungsstellen. Nehmen wir weiter an, es sei vorab durch alle möglichen Argumente gesichert, daß der Hausarzt sowohl in der Lage ist, ein Screening durchzuführen als auch die Behandlung zu übernehmen, wenn nicht mehr als 10 % der einem Screening unterzogenen Personen für eine Therapie in Frage kommen. Die Untersuchung beginnt dann mit dem Entwurf einer Hypothese über eine deutlich umschriebene Population, z. B. die männliche Bevölkerung in der Altersgruppe von 30 bis 55 Jahren (das ist die Altersgruppe, die für ein Screening in Betracht kommt). In diesem Fall könnte die Hypothese lauten: „10% der untersuchten Personen der betreffenden Altersgruppe kommt für eine Behandlung in Frage".

Danach findet man bei einer Stichprobe der oben beschriebenen Population einen Prozentsatz von 10,2%.

Mit Hilfe einer statistischen Testung bestimmt man nun den Grad der Wahrscheinlichkeit, daß der gefundene Prozentsatz von 10,2% oder größer in einer Population auftritt, in der maximal 10% der Personen für eine Therapie in Frage kommen.

Selbst wenn der Prozentsatz in der Gesamtbevölkerung etwas unter 10 Prozent liegt, braucht ein Ergebnis von 10,2% aufgrund der Fluktuation der Stichprobe nicht außergewöhnlich zu sein. Es geht um die Frage nach dem Grad der Wahrscheinlichkeit der in der Stichprobe gefundenen Abweichung. Dies ist mit anderen Worten die Frage nach der statistischen Zuverlässigkeit (s. 6.5).

Ist die Wahrscheinlichkeit einer Abweichung von 0,2% ziemlich groß, dann wird die Hypothese nicht verworfen. Man vermutet dann, daß es sich um eine zufällige Abweichung von dem Prozentsatz in der Gesamtpopulation handelt. Hieraus ergäbe sich die praktische Konsequenz, daß die Hausärzte die Behandlung der Hypertonie von den Beratungsstellen übernehmen könnten.

Ist die Wahrscheinlichkeit gering (z. B. geringer als 5%), dann verwirft der Untersucher seine Hypothese, und man muß annehmen, daß der tatsächliche Prozentsatz höher als 10% liegt. Das ermittelte Ergebnis – so ist anzunehmen – sagt mehr über den tatsächlichen Prozentwert in der Gesamtpopulation aus als der hypothetische Prozentwert von 10%. Darum ist die Hypothese zu verwerfen. In diesem Fall wäre es ratsam, daß Screening und Behandlung in den Händen der Beratungsstellen bleiben.

In diesem Beispiel wurde eine eindeutige Hypothese formuliert. Diese Hypothese stellt eine Art Versuchsballon dar. Der Versuch ist übrigens nicht zufällig, denn 10% stellen aufgrund praktischer Überlegungen eine deutliche Grenze für die Arbeitsbelastung des Hausarztes dar.

In diesem Fall kann man von einer statistischen Hypothese sprechen; der Fachausdruck dafür ist *Nullhypothese (HO)*. Eine Nullhypothese ist demnach eine Voraussage hinsichtlich der Zahlenwerte einer Variablen oder des Zusammenhangs einer Reihe von Variablen in einer Population mit dem Ziel, diese Zahlenwerte mit Hilfe von Werten, die man in einer Stichprobenauswahl gewonnen hat, zu überprüfen. HO wird in einer Gleichung ausgedrückt. Sie ist also keine Hypothese, die eine Aussage über das Auftreten einer Variablen in einer Population in der Terminologie von „größer oder kleiner als" macht.

Neben der Nullhypothese formuliert man auch noch die *Alternativhypothese (H1)*. Welche Aussage man nun im einzelnen HO oder H1 nennt, steht im Prinzip frei. Trotzdem ist es in der Praxis üblich, als HO diejenige Ausage zu formulieren, die, wenn sie zu Unrecht verworfen wird, die geringsten nachteiligen Konsequenzen für die Anwendung des Untersuchungsergebnisses nach sich zieht. In unserem Beispiel könnte H1 lauten: „Mehr als 15% der untersuchten Personen kommen für eine Behandlung in Frage." Ein Verwerfen der Nullhypothese führt dann automatisch zur Annahme der *Alternativhypothese*. Bei der Verallgemeinerung bleibt,

Fehlermöglichkeit bei statistischer Testung

Entscheidung des Untersuchers	*Beobachtungen*	
	HO zutreffend	H1 zutreffend
Annahme von HO	zutreffende Schlußfolgerung	Fehler zweiter Ordnung (β)
Annahme von H1	Fehler erster Ordnung (α)	zutreffende Schlußfolgerung

wie gesagt, die Möglichkeit falscher Schlußfolgerungen bestehen, mag sie auch noch so gering gehalten werden. Bei der statistischen Testung kann man nun im Prinzip 2 Fehler machen.

Wenn wir diese Übersicht auf das Beispiel des Hypertoniescreenings anwenden, könnten die Untersucher also falsche Schlußfolgerungen auf zweierlei Weise ziehen. Sie könnten HO verwerfen, obwohl sie zutrifft. In diesem Fall wurde zu Unrecht der Schluß gezogen, der Prozentsatz von Hypertoniepatienten liege über 15%. Die Folge davon wäre, daß man aufgrund dieser falschen Schlußfolgerung in Erwägung ziehen würde, Screening und Behandlung der Hypertonie von Beratungsstellen durchführen zu lassen. Weiter könnten sie HO akzeptieren, obwohl diese nicht zutrifft.

Man spricht hier von *Fehlern erster und zweiter Ordnung*. Angenommen man habe in der Stichprobe einen Prozentsatz von 14% gefunden und die Wahrscheinlichkeit eines so hohen Prozentsatzes sei sehr gering gewesen (kleiner als 5%). Dies würde dazu führen, daß HO verworfen würde. Wenn nun der tatsächliche Prozentsatz in der Gesamtpopulation doch 10% betragen würde, dann wäre HO zu Unrecht verworfen worden (Fehler 1.Ordnung). Wenn der tatsächliche Prozentsatz 15% beträgt und man findet in der Stichprobe 11%, dann würde aufgrund der geringen Wahrscheinlichkeit, einen Prozentsatz von 11 zu finden, H1 verworfen werden müssen. In diesem Fall hätte man einen Fehler zweiter Ordnung begangen. Für Forschungen in der Medizin im allgemeinen und in der Allgemeinmedizin im besonderen ist die Unterscheidung von Fehlern erster und zweiter Ordnung, namentlich bei der Diagnostik, sehr wichtig.

Um dies zu verdeutlichen, machen wir einen Gedankensprung. Angenommen, es käme irgend jemand mit bestimmten Beschwerden zum Hausarzt. Der Arzt stünde dann vor der Frage, ob der Betreffende eine Krankheit hat oder nicht. Es handelt sich also um eine Studie mit einer Testperson. Dabei ergeben sich zwei Möglichkeiten: Die in Frage kommende Person ist krank oder nichtkrank. In der Medizin wird man meist dazu erzogen, das Übersehen einer Krankheit zu vermeiden. Deshalb lautet HO meist: Der Patient ist krank.

Nach der Untersuchung kann der Hausarzt zu zweierlei Schlußfolgerungen gelangen: Entweder ist der Patient krank oder er ist nicht krank. In beiden Fällen kann man nun einen Fehler begehen. Entweder man folgert zu Unrecht, die Person sei krank (Fehler zweiter Ordnung) oder man folgert zu Unrecht, daß die Person nicht krank ist (Fehler erster Ordnung).

Wie gesagt, hat die Medizin meist nur ein Auge für Fehler erster Ordnung. Man will weitmöglichst verhüten, daß eine Krankheit übersehen wird, und es werden Fehler zweiter Ordnung zu wenig beachtet (die Möglichkeit, Gesunde als krank zu bezeichnen). Das führt dann häufig zu iatrogenen Schädigungen beim Patienten. Es ist also auch bei der ärztlichen Hilfe sehr wichtig, sowohl mit Fehlern erster Ordnung als auch mit Fehlern zweiter Ordnung zu rechnen. Man muß sich sehr wohl vor Augen halten, daß sich die Situation des Hausarztes von der des Gebietsarztes wesentlich unterscheidet. Beim ersten ist die Wahrscheinlichkeit eines Fehlers erster Ordnung am größten. Beim Hausarzt haben viele Patienten Beschwerden oder Symptome, die nicht zu einer eindeutigen Diagnose führen. Der Nutzen diagnostischer Maßnahmen muß deshalb gegenüber der Wahrscheinlichkeit einer bestimmten Krankheit abgewogen werden. In der Fächermedizin liegen die Dinge völlig anders. Hier spricht man ja doch oft von einer durch den Hausarzt selektierten Patientenpopulation. Die Wahrscheinlichkeit einer Krankheit ist also größer. Aus diesen Gründen sind diagnostische Maßnahmen auch eher indiziert.

Es geht nun darum, die Wahrscheinlichkeit von Fehlern erster oder zweiter Ordnung auf ein annehmbares Maß zu reduzieren. Wie beim Schätzen, so wird auch beim Testen die Möglichkeit fehlerhafter Schlußfolgerungen von vornherein bestimmt. Wie hoch das Risiko, das man in Kauf nehmen kann, ist, hängt von der Fragestellung und von den eventuellen Konsequenzen fehlerhafter Schlußfolgerungen ab. Beim Beispiel des Hypertoniescreenings würde die Nichtannahme von HO dazu führen, daß diese Aufgaben zu Unrecht den Beratungsstellen übertragen würden. Bei einer ungerechtfertigten Bejahung von HO würde das Umgekehrte gelten. Der Untersucher muß also bei der Formulierung der zu überprüfenden Hypothese die Folge möglicher Fehler erster und zweiter Ordnung gut beurteilen können.

Die aktzeptierte Möglichkeit von Fehlern erster Ordnung (α) nennt man im statistischen Jargon auch *Signifikanzniveau.*

In der Regel nimmt man dafür einen Prozentsatz von 1 oder 5%. Dies hat sich eingebürgert, so daß es nur selten in Untersuchungsberichten explizit genannt wird.

Die Fehlermöglichkeit zweiter Ordnung (β) wird in der Praxis der Forschung häufig nicht genannt und ebensowenig in die Berechnungen einbezogen. Streng genommen, ist ein solches Vorgehen eigentlich mit einer fundierten Anwendung der Theorie der Testung nicht vereinbar. Wir werden hierauf noch zurückkommen.

In der Praxis spielen divergierende Überlegungen bei der Entscheidung, die Möglichkeit bestimmter Fehler zu akzeptieren, eine Rolle. Oft wird man die eine Art von Fehlern auf ein Minimum reduzieren wollen, während man sich wegen nur geringer negativer Folgen bei der anderen Fehlerart mit einer breiteren Fehlermarge begnügt. In diesem Zusammenhang wollen wir hier noch einmal auf das Begriffspaar *Sensitivität* und *Spezifität,* das in Kap.5 diskutiert wurde, hinweisen. Es wird deutlich, daß zwischen Sensitivität/Spezifität und der Fehlermöglichkeit erster bzw. zweiter Ordnung einer Parallele besteht.

Neben der Zuverlässigkeit (Möglichkeit von Fehlern erster und zweiter Ordnung) spielt bei der Testung auch die Relevanz eine wichtige Rolle.

Wir wollen das an einem Beispiel klar machen. 30% der Benutzer von Analgetika geben an, daß der Schmerz nach 2 h vorüber sei. Weil sie diesen Prozentsatz für nicht ausreichend erachtet, will die Industrie ein neues Mittel einführen. Bevor dies auf den Markt gebracht wird, muß erst seine Wirksamkeit getestet werden. Dazu wird eine Studie mit der Nullhypothese: „Die Wirksamkeit des neuen Mittels ist gleich der des alten" entworfen. H1 lautet dann: „Das neue Mittel hat ein besseres Ergebnis als das alte." Die Frage ist nun, bei welchem Ergebnis sich die Industrie dazu entschließt, das neue Mittel auf den Markt zu bringen.

Dabei spielen natürlich mancherlei Überlegungen eine Rolle, z. B. die Kosten eines neuen Mittels, Nebenwirkungen, die Möglichkeiten der Einführung auf dem Markt und natürlich der Prozentsatz von Patienten, die eine analgetische Wirkung angeben. Angenommen, das neue Produkt sei deutlich preiswerter als das alte und daraus resultiere die Erwartung, es werde einen größeren Markt haben, dann wird man sich dafür entscheiden, daß die Alternativhypothese zutrifft, wenn 30,0001 % der Patienten nach 2 h eine Schmerzlinderung angeben. Gibt es keinen Preisunterschied, dagegen aber Nebenwirkungen, dann müßte der Prozentsatz viel höher liegen. Dies beinhaltet also, daß man die Alternativhypothese sehr exakt definieren muß, d. h. daß man die Grenze angeben muß, jenseits derer die alternative Hypothese aufgeht.

Beim Testen nennen wir diese Grenze *Relevanz*, d. h., daß der Wert jener Größe, die man in H1 definiert, relevant ist *für* die in HO genannte Größe (im Beispiel 30 %). Relevanz ist also kein mathematischer Begriff, der sich in Maß und Zahl angeben läßt, sondern das zugrundeliegende Argument für den Zahlenwert, der in HO genannt wird. Mit der Angabe dieses Wertes ist jedoch gleichzeitig die Bandbreite angegeben, innerhalb deren die Ergebnisse liegen müssen, wenn man HO akzeptieren will. Die speziellen Kenntnisse über das Thema bestimmen letzendlich, wo man die Grenze zieht.

Wir kommen noch auf das letzte Beispiel zurück:

HO: Das neue Mittel ist genau so wirksam wie das alte (30 %).

H1: Nach der Behandlung mit dem neuen Mittel geben 40 % oder mehr eine Schmerzlinderung an.

Nach der Definition der Hypothese (wobei der Wert von 40 % als kritische Grenze sorgfältig begründet ist) wird das Mittel durch eine Stichprobe getestet.

In der Stichprobe werden wir niemals den exakten Wert der Gesamtpopulation finden. Alle denkbaren Stichprobenergebnisse schwanken um den Mittelwert der Gesamtpopulation. Es ist leicht einsehbar, daß die Schwankungsbreite abnimmt mit der Zunahme des Stichprobenumfangs.

Bei einem bestimmten Stichprobenumfang kann man nun die möglichen Ergebnisse mit einem Prozentsatz von 30 bzw. 40 % der Population wiedergeben wie in Abb. 8.

Beide Grafiken geben also die möglichen Stichprobenergebnisse an bei einem bestimmten Stichprobenumfang bei einem Prozentsatz in der Population von 30 (HO) und 40 % (H1).

Die *Relevanz* wird nun definiert als die Differenz zwischen H1 und HO, demnach 10 %. Dieser Prozentsatz läßt sich auch umschreiben als der am wenigsten relevante Unterschied zwischen den in HO und H1 genannten Zahlenwerten (miredif = „minimum relevant difference"). Bei den Grafiken geht es um die Überschneidung beider. Angenommen, man definiere die Signifikanz mit 5 %. In der Terminologie der Grafik besagt das, daß die Ergebnisse, die in dem vertikal schraffierten Bereich liegen, nicht zufällig sind. Mit anderen Worten: Bei einem Ergebnis in diesem Bereich wird HO verworfen. Die Chance eines Fehlers erster Ordnung liegt um 5 %.

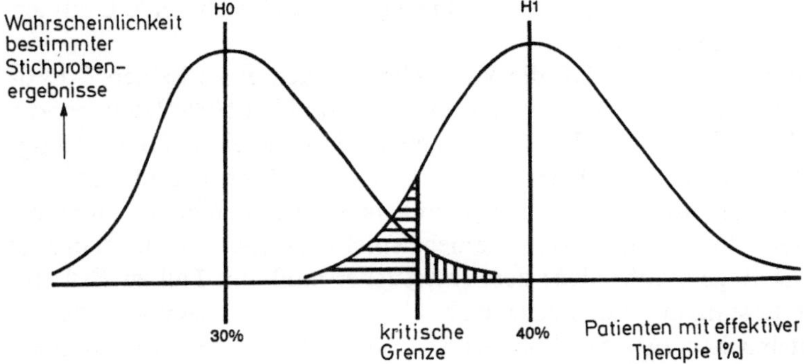

Abb. 8. Zwei Häufigkeitsverteilungen möglicher Stichprobenergebnisse, einmal unter der Nullhypothese HO: P=0,30, zum anderen unter der Alternativhypothese H1: P≥0,40

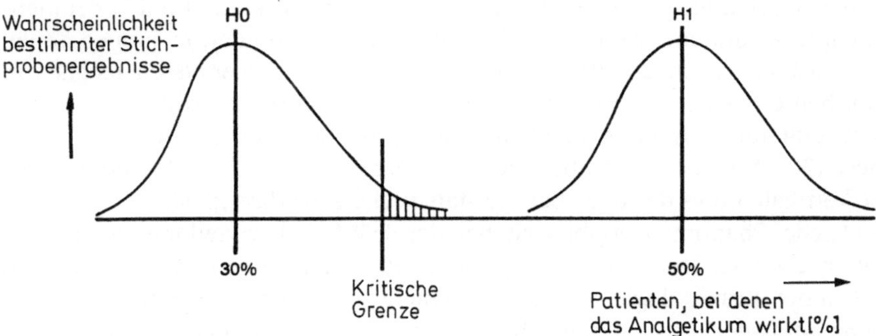

Abb. 9. Zwei Häufigkeitsverteilungen möglicher Stichprobenergebnisse, die eine unter der Nullhypothese HO: P=0,30, die andere unter der Alternativhypothese H1: P≥0,50

Gleichzeitig liegt damit aber auch die Wahrscheinlichkeit eines Fehlers zweiter Ordnung fest. Diese Wahrscheinlichkeit wird nämlich durch den waagerecht schraffierten Teil der Grafik angegeben. Es ist leicht zu sehen, daß dieser Anteil deutlich größer ist als der erste Teil der Grafik. Links von der Trennungslinie zwischen den unterschiedlich schraffierten Flächen liegen alle Ergebnisse, aufgrund derer man HO akzeptieren wird; damit ist gleichzeitig angegeben, daß der schraffierte Teil links der Trennungslinie die Möglichkeit eines Fehlers zweiter Ordnung bestimmt.

Wenn sich die *kritische Grenze* nach rechts verschiebt, wird α kleiner, β gleichzeitig größer. Eine Verschiebung der kritischen Grenze nach links ergibt das umgekehrte Bild, nämlich ein größeres α und ein kleineres β. Zwischen α und β besteht aber eine bestimmte feste Relation, wenn der Umfang der Stichprobe, HO und H1 einmal bekannt sind.

Aus dem Beispiel wird auch deutlich, daß die Höhe des Prozentsatzes bei der Alternativhypothese die Größe von β bestimmt (die Möglichkeit eines Fehlers zweiter Ordnung). Lautete H1: „Nach der Behandlung mit dem Analgetikum geben 50% der Patienten nach 2h eine Schmerzlinderung an", dann würde sich die zweite Grafik ein Stück nach rechts verschieben, wodurch sich beide Grafiken kaum mehr überlappen würden.

In Abb. 9 sieht man deutlich, daß die Wahrscheinlichkeit eines Fehlers 2. Ordnung fast auf Null reduziert wird bei einem α von 5% und bei 50% Patienten, die eine Schmerzlinderung angeben (H 1). Dies unterstreicht noch einmal die Wichtigkeit einer guten Fundierung der Alternativhypothese durch Theorie und Praxis. Es kommt entscheidend darauf an, die Wahrscheinlichkeit eines Fehlers zweiter Ordnung zu gewichten. Wie aus dem Hypertoniebeispiel hervorgeht, kann man hier schwer allgemeine Regeln aufstellen; der Untersucher muß von Fall zu Fall entscheiden, welche Lösung unter den gegebenen Umständen am besten geeignet ist.

Will der Untersucher bei gleichbleibender Null- und Alternativhypothese gleichzeitig α und β verringern, dann bleibt ihm keine andere Möglichkeit als eine Vergrößerung der Stichprobe. Je größer die Stichprobe, um so geringer die Auswirkung zufälliger Ausreißer auf Parameter wie den Mittelwert oder – in dem genannten Beispiel – den Prozentsatz der Personen mit Schmerzlinderung. Es entsteht also eine schlankere Kurve. Das Stichprobenergebnis kommt mit zunehmendem Stichprobenumfang dem wirklichen Wert in der Population immer näher. Deshalb wird sich auch der Prozentsatz von Stichprobenergebnissen rechts von der kritischen Grenze in Abb. 8 bei einer größeren Stichprobe verringern.

Abb. 10 gibt die Verteilung möglicher Stichprobenergebnisse unter der Nullhypothese (30%) wieder. Je größer die Stichprobe, desto kleiner das Feld rechts von der Vertikalen und desto größer die statistische Zuverlässigkeit.

Das gleiche Phänomen ergibt sich bei der Häufigkeitsverteilung unter einer Alternativhypothese. Diese beiden Eigenschaften liefern gemeinsam ein kleineres α und β, in der Terminologie von Abb. 8 kleinere schraffierte Flächen.

Zusammenfassend geht man also bei der Testung folgendermaßen vor:

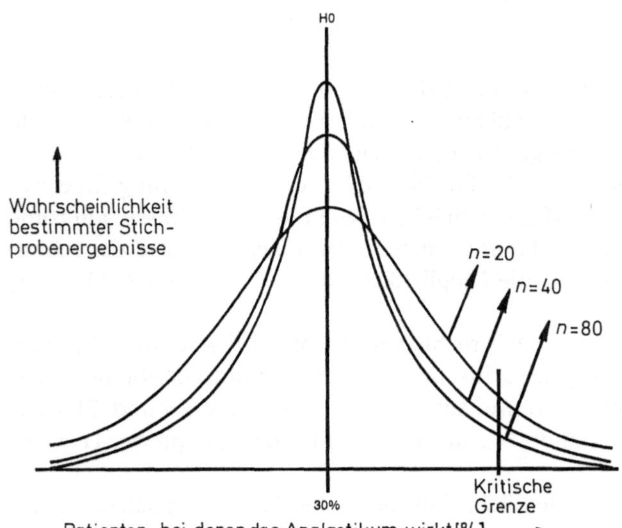

Abb. 10. Verteilung möglicher Stichprobenergebnisse unter der Nullhypothese HO: P=0,30 bei variablem Stichprobenumfang

1) Man formuliert HO und H1 und damit die am wenigsten relevante Differenz zwischen beiden.

2) Danach bestimmt man eine akzeptable Größe für α und β.

3) Nun kann man mit Hilfe von HO, H1, α und β den Umfang der Stichprobe festlegen, wenn man die Form der Häufigkeitsverteilung der Variablen der Studie kennt.

4) Je nach dem Ausfall der Messungen wird HO verworfen oder nicht. Im Beispiel der Abb. 8: Angenommen, man habe für α 5% festgelegt. Die vertikale Trennungslinie schneidet die χ-Achse bei dem Wert 37,5%. Wenn nun in der Stichprobe z. B. 38% gefunden werden, dann verwirft der Untersucher HO und nimmt H1 an.

In dem zitierten Beispiel liegt der in der Stichprobe ermittelte Wert direkt an der kritischen Grenze. Die Wahrscheinlichkeit, daß sich dieses Ergebnis in einer Population findet, in der $P = 0,30$ beträgt, ist eigentlich kaum anders als die, daß dieses Stichprobenergebnis aus einer Population mit $P = 0,40$ stammt. Man vergleicht deshalb in der Praxis häufig beide Möglichkeiten. Bei deutlich unterschiedlicher Wahrscheinlichkeit entscheidet man sich dann für die Hypothese mit demjenigen Zahlenwert, der die geringste Aussicht hat, in der Stichprobe gefunden zu werden. Ist die Wahrscheinlichkeit beide Male gleich groß, dann fehlt eine ausreichende Information, um eine der beiden Hypothesen anzunehmen oder zu verwerfen. So kann eine Stichprobenergebnis von $P = 0,35$ ungefähr ebensogut einer Population mit $P = 0,30$ (HO) wie einer mit $P = 0,40$ (H1) entstammen. Man muß dann die Hypothese neu formulieren oder eine größere Stichprobe wählen. Der hier dargelegte Vorgang der Testung geht von einem hohen Maß an Kenntnissen über das neue Medikament aus. Es wird nur eine Alternativhypothese formuliert, wobei man ernsthaft mit einer besseren Wirksamkeit des neues Mittels rechnet, z. B. aufgrund theoretischer Erkenntnisse oder von Ergebnissen aus Tierversuchen. In diesem Zusammenhang spricht man von einseitiger Testung. Es liegen aber nicht immer solche Vorkenntnisse vor. Dies hat Folgen für den Ablauf der Testung. Wenn man wissen will, ob sich die Wirksamkeit des Medikaments A von der des Medikaments B unterscheidet, dann wendet man bei fehlenden Vorkenntnissen die sog. zweiseitige Testung an. In Wirklichkeit bestimmt der Untersucher die Relevanz einer Unter- und Obergrenze mit dem jeweils zugehörigen α und β. Lediglich die Nullhypothese wird nur einmal festgelegt.

Nehmen wir die gleichen Hypothesen wie oben, HO: $Pa = 0,30$ und H1: $Pb = 0,40$, dann kommt nun noch z. B. H1: $Pb = 0,20$ hinzu.

Auch bei dieser neuen Hypothese wird ein β festgelegt, während das β das zur Nullhypothese gehört, an der linken und rechten Seite der Verteilung der Stichprobenergebnisse liegen muß. Beide α und β und ihre Relevanz brauchen übrigens nicht gleich zu sein. Sie werden ja doch aufgrund praktischer, theoretischer oder empirischer Vorkenntnisse gewählt. Zweiseitige Testung erfordert weniger Vorkenntnisse als einseitige Testung. Der Preis dafür ist die Notwendigkeit einer größeren Stichprobe.

In den bisher angeführten Beispielen ging es jeweils um die Testung von Prozentsätzen. Genau wie bei der Schätzung gilt dies auch für jede andere statistische

Tabelle 4. Therapieform einer Stichprobenauswahl: dem Hausarzt bekannte Hypertoniker nach sozialer Schichtzugehörigkeit (n = 50)

Sozioökonomischer Status	*Art der Behandlung*							
	Keine Therapie		Ratschläge		Medikament		Insgesamt	
	[%]	n	[%]	n	[%]	n	[%]	n
Unterschicht	40	(10)	32	(8)	28	(7)	100,0	(25)
Mittelschicht	32	(6)	32	(6)	36	(7)	100,0	(19)
Oberschicht	17	(1)	33	(2)	50	(3)	100,0	(6)

Größe, wie Mittelwert oder Korrelation. Wir wollen dies an einem Beispiel erläutern. Es geht um Tabelle 4, in der die Relation zwischen der Therapie der entdeckten Hypertoniker und deren sozioökonomischer Schichtzugehörigkeit wiedergegeben ist. Die Tabelle gibt die Ergebnisse einer Stichprobe wieder. Aufgrund dieser Ergebnisse folgern die Untersucher, daß ein Zusammenhang zwischen diesen beiden Variablen besteht. Patienten aus einem niedrigen sozioökonomischen Milieu erhalten zu 40 % der Fälle keine Behandlung; dieser Prozentsatz beläuft sich für Patienten aus der Mittel- und Oberschicht auf 32 bzw. 17 %.

Als Nullhypothese wird nun formuliert: „Es gibt keinen Zusammenhang zwischen Behandlung und sozioökonomischem Status". Bei dieser Hypothese wird also der Zahlenwert für die Relation beider Variablen gleich Null gesetzt. Ein solcher Zusammenhang fehlt, wenn die prozentuale Verteilung in jeder Gruppe gleich der Verteilung der gesamten Stichprobe wäre.

Um HO nun zu testen, kann man berechnen, inwieweit die Verteilung der Prozentwerte der verschiedenen Kategorien sozioökonomischer Schichten als zufällige Abweichung von der Verteilung der gesamten Stichprobe anzusehen sind. Aufgrund des Ausmaßes der Abweichung von der Verteilung in der gesamten Stichprobe wird dann bestimmt, ob die ermittelte Verteilung im senkrecht schraffierten Bereich der Stichprobenverteilung liegt oder nicht. Aufgrund dessen kann dann die Nullhypothese verworfen werden oder nicht. In diesem Beispiel wird der Zusammenhang nicht signifikant ausfallen.

Wenn es in der Gesamtpopulation wohl einen solchen Zusammenhang zwischen sozioökonomischer Schichtzugehörigkeit und Behandlung geben sollte, dann hätte der Untersucher einen Fehler zweiter Ordnung begangen. HO wäre dann zu Unrecht akzeptiert worden. Welche Wahrscheinlichkeit eines Fehlers zweiter Ordnung der Untersucher vorab akzeptiert hat, wurde in dem Beispiel nicht klar. Der Grund liegt darin, daß H1 nicht formuliert wurde. Angenommen, der Untersucher habe vorab bestimmte Vermutungen über den Grad der Korrelation und damit über die kleinste relevante Differenz zwischen HO und H1 gehabt. Er hätte sich beispielsweise entschließen können, bei einer bestimmten Korrelation – z. B. „Keine Therapie kommt bei den Angehörigen der sozialen Unterschicht doppelt so häufig vor wie in höheren Schichten" – zugunsten der Patienten aus der Unterschicht aktiv zu werden.

In diesem Fall hätte er also die *Relevanz* dadurch bestimmen können, daß er auch H1 und β festgelegt hätte. Auf dieser Basis hätte dann eine ausreichend große Stichprobe gezogen werden können, um trotz der Wahrscheinlichkeit von Fehlern erster oder zweiter Ordnung zu einer Schlußfolgerung zu kommen.

In der Praxis der Forschung rechnet man, zumindest bei Korrelationen, wenig mit der Möglichkeit von Fehlern zweiter Ordnung. In Wirklichkeit geht man implizit von der Alternativhypothese aus: Die Korrelation der Variablen X und Y weicht von Null ab. In der Terminologie des Beispiels lautet H1: „Es besteht eine Relation zwischen der sozioökonomischen Schichtzugehörigkeit und der Art der Behandlung."

Zum Schluß dieses Abschnitts wollen wir noch auf zwei weniger adäquate Anwendungsmöglichkeiten der statistischen Testung hinweisen.

An erster Stelle kommt es wohl einmal vor, daß man mit Hilfe der Testung zu verallgemeinern versucht, während die Möglichkeit dazu nicht gegeben ist. Dies kann zweierlei Ursachen haben:

1) Man verallgemeinert aufgrund einer Stichprobe. In diesem Fall ist nicht bekannt, mit wieviel Wahrscheinlichkeit alle Untersuchungseinheiten in der Stichprobe vertreten sind. Dabei ist meist die Population, der die Untersuchungseinheiten angehören, nicht sorgfältig umschrieben, oder es hat sich während der Untersuchung eine Selektion eingeschlichen. Dieses Problem spielt u. a. bei Studien in Klinik und Krankenhaus eine Rolle. Meist ist bei dieser Art „Schalterstudien" nicht klar, aus welcher Population sich die Patienten, die am Kassenschalter des Gesundheitswesens erscheinen, rekrutieren. Mit anderen Worten: Es ist nicht bekannt, ob eine und wenn ja, welche Art der Auswahl stattgefunden hat.

2) Eine andere Variante ungerechtfertigter Verallgemeinerung ergibt sich, wenn man eine Untersuchung in der Gesamtbevölkerung und nicht in einer Stichprobe durchführt. Trotzdem wird dann noch statistisch getestet. Es ist klar, daß in einem solchen Fall eine Verallgemeinerung und also auch die Berechnung der Probe überflüssig sind.

Eine zweite nicht adäquate Anwendung ergibt sich bei Studien, in denen relativ viele Zusammenhänge untersucht werden. Angenommen, in eine Untersuchung würden 20 Variable aufgenommen, dann gäbe es 190 mögliche wechselseitige Korrelationen zu berechnen. Will man diese Zusammenhänge testen, dann formuliert man als H0 (meist implizit): „Zwischen jedem Paar von Variablen besteht kein Zusammenhang". Nimmt man nun als Signifikanzniveau 5%, dann akzeptiert man das Risiko eines Fehlers erster Ordnung von 5%. Das heißt, daß man im Mittel bei 5% der Fälle aufgrund der Ergebnisse zu Unrecht annimmt, daß eine Korrelation besteht (H0 wird bei einem Fehler erster Ordnung zu Unrecht verworfen). Bei 190 Korrelationen bedeutet dies 9- bis 10 mal eine falsche Schlußfolgerung.

Es ist klar, daß man den Ergebnissen eines solchen Vorgehens wenig Wert beimessen kann, es sei denn, die Zusammenhänge ergeben ein theoretisch konsistentes Bild. Der Kern dieser Probe liegt im wesentlichen bei der Auswahl der Art der Studie. Statistisches Testen ist angezeigt bei speziell formulierten Hypothesen. Breit angelegte Untersuchungen mit vielen Variablen weisen mehr in die Richtung eines explorierenden Vorgehens. Das Fehlen ausreichender Kenntnisse über die zu untersuchenden Zusammenhänge führt dann gelegentlich dazu, daß man alle Variablen miteinander korreliert. Weil das Wissen um die Zusammenhänge und also auch die Richtung, in welche die Hypothesen zu formulieren sind, häufig bei dieser Art allgemeiner Fragestellung nicht bekannt sind, ist in diesen Fällen ein explorativer Forschungsansatz, bei dem man sich statistischer Schätzung bedient, der beste Weg.

7.3 Zusammenfassung

Je nach Art der Studie unterscheiden wir zwei Arten von Verallgemeinerung, nämlich die statistische Schätzung und die Testung. Die Schätzung kommt v.a. bei explorativen Studien, also bei Untersuchungen ohne eine spezielle Hypothese, zum Tragen. Bei der Schätzung legt man zuvor die Zuverlässigkeit fest, danach wird in Abhängigkeit vom Umfang der Stichprobe die Schwankungsbreite festgelegt, innerhalb derer die Werte in der Gesamtpopulation geschätzt werden müssen. Auch bei der statistischen Testung kam der Zusammenhang zwischen Präzision, Zuverlässigkeit und Umfang der Stichprobe zur Sprache. Wir haben gesehen, daß der Vorgang der Verallgemeinerung hier ein wenig komplizierter aussieht, weil bei der statistischen Testung zwei Arten von Fehlern die Zuverlässigkeit beeinflussen, nämlich Fehler erster und zweiter Ordnung. Bei der statistischen Testung geht man nämlich in der Regel von zwei Hypothesen aus, H0 und H1. Dies bedeutet, daß man auch zweierlei Fehler machen kann. Auch die Präzision spielt bei der Testung eine andere Rolle. Hier ist meist von der Relevanz die Rede. Dieser Begriff bezieht sich dann auf die Argumentation, die den in beiden Hypothesen H0 und H1 genannten Zahlenwerten zugrunde liegt. Mit der Definition von H0 und H1 liegt dann gleichzeitig die geringste relevante Differenz fest.

Abschließend wurde kurz auf zwei ungeeignete Anwendungen statistischer Testung eingegangen, nämlich die ungerechtfertigte oder überflüssige Verallgemeinerung einerseits und die Testung aller möglicher Korrelationen andererseits. Letzteres Vorgehen paßt vielmehr zu explorativen Studien, und meist ist eine statistische Schätzung bei der Verallgemeinerung hier der bessere Weg.

IV Analyse der Untersuchungsergebnisse: deskriptive Statistik

8 Deskriptive Statistik (I)
– Meßniveau und Häufigkeitsverteilungen –

Die Bedeutung der Statistik bei wissenschaftlichen Untersuchungen wächst mit der Zahl der Beobachtungen. Bei einer großen Zahl von Einzelbeobachtungen steht der Forscher vor dem Problem, anhand des Rohmaterials einen Überblick über die Meßergebnisse zu gewinnen. Dazu ist es notwendig, die Meßergebnisse klar zu typisieren, z. B. mit Hilfe des Mittelwertes aller Beobachtungen oder mit einem Grad der Korrelation. Mit dieser Problematik beschäftigt sich die deskriptive Statistik. In zwei Kapiteln werden wir auf einige Teilaspekte der deskriptiven Statistik eingehen.

8.1 Meßniveau

Meßergebnisse lassen sich fast immer in Zahlenwerten wiedergeben.

Die mathematischen Eigenschaften dieser Ergebnisse können je nach Art der zu messenden Variablen und des benutzten Meßinstruments ziemlich divergieren. Diese Differenzen der mathematischen Eigenschaften bringen wir durch die Vokabel Meßniveau zum Ausdruck. Mit Hilfe einer Reihe von Beispielen wollen wir klar machen, wie wichtig diese Unterschiede sind und daß diese in großem Umfang die Analysemöglichkeiten bestimmen, die in einem späteren Stadium in Frage kommen können.

Angenommen, der Untersucher habe Messungen hinsichtlich der Variablen „Geschlecht" durchgeführt. Er hätte dann folgendermaßen vorgehen können: Ist die zu messende Person ein Mann, dann erkennt er dem Meßobjekt den Wert 0 zu; einem weiblichen Untersuchungsobjekt erkennt er den Wert 1 zu.

Obwohl die Meßergebnisse nun in Zahlen ausgedrückt sind, kann man noch nicht so ohne weiteres eine Reihe einfacher Berechnungen ausführen. So hat es z. B. wenig Sinn zu sagen, eins sei größer als Null. Ebenso wenig ergibt es einen Sinn, beide Scores zu addieren, durch 2 zu teilen und das arithmetische Mittel mit der Hälfte zu bestimmen.

Bei der Messung von Variablen wie z. B. der Körpergröße liegt das ganz anders. Die Aussage, daß das eine Untersuchungsobjekt mit einer Länge von 180 cm größer ist als das andere mit 170 cm, hat reale Bedeutung. Ebenso kann die Berechnung der mittleren Größe der Testobjekte bei dieser Variablen sinnvoll sein.

Ob eine bestimmte Bearbeitung sinnvoll ist, hängt von der Höhe des Meßniveaus ab.

Im allgemeinen unterscheidet man vier verschiedene Meßniveaus. Wir wollen diese hier nacheinander abhandeln.

Nominales Meßniveau

Das nominale Meßniveau ist das niedrigste. Die einzige Bedeutung der verschiedenen Zahlenwerte besteht darin, die Untersuchungsobjekte zu unterscheiden, z. B. Mann (0) oder Frau (1). Das Geschlecht impliziert keine zahlenmäßige Reihenfolge: An Stelle der Skalenwerte 0 und 1 könnte man genauso gut die Buchstaben A und B benutzen. Die einzig sinnvolle rechnerische Verarbeitung könnte darin bestehen, den Prozentsatz der verschiedenen Meßergebnisse pro Kategorie von der Gesamtzahl der Meßergebnisse zu berechnen.

Beispiele für nominale Variable sind: Geschlecht, Religion, Blutgruppe und Haarfarbe.

Ordinales Meßniveau

Bei einer Variablen auf diesem Niveau besteht eine Reihenfolge der unterschiedlichen Meßergebnisse. Ein Vergleich der Ergebnisse ist in diesem Fall also wohl sinnvoll. Von einem Testobjekt mit dem Meßergebnis 10 kann man sagen, daß es hinsichtlich der gemessenen Variablen einen höheren Skalenwert hat als ein Objekt mit dem Meßwert 2. Bei dem ordinalen Meßniveau läßt sich jedoch nichts über die Größe der Differenz zweier Ergebnisse aussagen.

Variable auf diesem Meßniveau braucht man häufig bei Meinungs- oder Verhaltensfragebogen. In Tabelle 5 haben wir als Beispiel eine Frage (lies: Variable) eines Fragebogens aus der Wochenendnotdienststudie gewählt [11].

Die Reihenfolge, die aus der Reihe „ganz meine Meinung" bis hin zu „ganz und gar nicht einverstanden" besteht, ist mit den Zahlen 1 bis 5 wiedergegeben. Das Meßergebnis 1 bedeutet: Mehr einverstanden als 2; 2 bedeutet: Größeres Einverständnis als 3 etc. Es ist jedoch nicht möglich, eine Aussage über die Größe der Differenz zwischen 1 und 2 oder 2 und 3 zu machen.

Intervallmeßniveau

Beim Intervallniveau kann man außer der Reihenfolge der Zahlen auch den gegenseitigen Unterschieden eine Bedeutung zuerkennen. Ein Beispiel geben Temperaturmessungen. Messen wir bei drei Untersuchungsobjekten, den Patienten A, B und C, die Körpertemperatur mit dem Ergebnis 37,2 °C, 37,4 °C und 37,6 °C, dann hat C die höchste Temperatur, und die Differenz zwischen A und B und zwischen B und C ist gleich groß.

Bei Variablen auf diesem Meßniveau ist es möglich, die exakte Differenz zwischen zwei Meßergebnissen anzugeben. Es ist jedoch unmöglich zu sagen, daß das Ergebnis einer Messung x-mal größer sei als ein anderes, mit anderen Worten, man kann dem Verhältnis zweier Werte zueinander keinen Wert zuordnen. Andererseits hat es wohl Sinn, bei dieser Art von Variablen den arithmetischen Mittelwert zu bestimmen, indem man die Ergebnisse addiert und durch die Gesamtzahl dividiert (die mittlere Temperatur der Testpersonen A, B und C aus dem hier genannten Beispiel).

Tabelle 5. Beispiel eines ordinalen Meßniveaus. Antwortmöglichkeiten und zugehörige Meßwerte bei dem Statement: „Im Wochenenddienst stellt sich heraus, daß relativ viele Patienten der Kollegen ärztliche Hilfe in Anspruch nehmen"

Ganz meine Meinung	Einverstanden	Teils einverstanden, teils nicht	Nicht einverstanden	Ganz und gar nicht einverstanden
1	2	3	4	5

Tabelle 6. Die verschiedenen Meßniveaus entsprechend ihren mathematischen Eigenschaften

Meßniveau (M.)	Eigenschaften			
	Unterscheidung der Kategorien	Reihenfolge innerhalb der Kategorien	Quantitative Unterschiede bekannt	Natürlicher Nullpunkt
Nominales M.	+	−	−	−
Ordinales M.	+	+	−	−
Intervall-M.	+	+	+	−
Ratio-M.	+	+	+	+

Ratiomeßniveau

Wenn – neben den Eigenschaften Reihenfolge und gleiches Intervall – auch noch von einem absoluten oder natürlichen Nullpunkt gesprochen werden kann, dann reden wir von einer Variablen auf einem Ratiomeßniveau. Ein natürlicher Nullpunkt ist dann gegeben, wenn der Skalenwert 0 als das Fehlen der zu messenden Variablen interpretiert werden kann. Ein Testobjekt mit der Länge 0 hat keine Länge, und eine negative Länge gibt es nicht.

Bei Variablen auf diesem Niveau hat die Bestimmung des Verhältnisses zweier Ergebnisse zueinander wohl konkrete Bedeutung. Eine Person von 100 kg wiegt doppelt soviel wie eine mit 50 kg. Gehen wir zurück zu der Variablen Körpertemperatur und messen wir die Temperatur mit der Kelvin-Skala, dann ist die Temperatur in diesem Fall eine Variable mit einer Ratio-Skala (0 bedeutet dann das Fehlen der Geschwindigkeit von Molekularbewegungen, den absoluten Nullpunkt). Die Ausführungen über die Meßniveaus und die zugehörigen Eigenschaften sind in Tabelle 6 noch einmal wiedergegeben.

Wie aus dem Schema hervorgeht, ergibt jedes höhere Meßniveau eine besondere mathematische Qualität. Je mehr Eigenschaften das Meßniveau einer Variablen bietet, desto größer werden die Möglichkeiten der statistischen Analyse, die weitgehend von den mathematischen Eigenschaften des Basismaterials abhängen.

8.2 Einfache Häufigkeitsverteilungen

Die übersichtliche Wiedergabe der Befunde ist eine wichtige Voraussetzung, um eine klare Übersicht über die verschiedenen Eigenschaften des Materials zu gewinnen, auf der dann die Beantwortung der Fragestellung basiert. Je nach Zielsetzung der Publikation des Untersuchungsmaterials muß der Leser dann mehr oder weniger ausführlich über das Untersuchungsmaterial informiert werden. In einem Fall wird man sich mit dem Mittelwert der Meßergebnisse (z. B. dem Durchschnittsalter) begnügen, im anderen Fall gibt man den Meßwert jeden Testobjekts wieder (z. B. das Alter aller Testpersonen). In diesem Abschnitt werden wir eine Reihe der gebräuchlichsten Darstellungsformen anhand einiger Beispiele erläutern.

Die kürzeste, aber meist auch ausreichende Form der Darstellung ist die *Datenmatrix*. Diese stellt eine Tabelle mit Zahlen und/oder anderen Symbolen (im Falle nominaler Variablen) dar, in die jeder Skalenwert aller Untersuchungsobjekte aufgenommen worden ist. Verschoor et al. [26] haben in einer Studie über EKG-Veränderungen die Befunde während einer Influenza-A-Infektion diese Art der Informationsvermittlung gewählt (Tabelle 7).

Tabelle 7. Klinische Befunde bei 20 Patienten mit einer Influenza A/Victoria/75-Infektion N_3N_2)

Patienten, Lebensalter in Jahren und Geschlecht	Charakteristische Beschwerden[a]							Titerhöhe		Kurzatmigkeit		Abgeschlagenheit		Brustbeschwerden: Husten		andere
	HS	KS	HU	MS	ÜB	FI	RR	I[b]	II[c]	I	II	I	II	I	II	I
A 55 w		+	+		+	+	+	<7	48	+	+	+	+	+		
B 80 m			+		+	+		28	768	+	+		+			
C 68 m	+	+	+	+	+	+	+	<7	48	+	+		+	+		
D 69 m		+	+	+	+	+		40	224	+	+		+			
E 18 w		+	+	+	+	+	+	12	192	+	+		+	+		
F 33 w		+	+	+	+	+		27	640	+	+		+	+		
G 70 w	+	+	+		+	+		68	271	+			+	+		
H 33 m	+	+	+	+	+	+	+	<7	48	+			+			
I 45 m		+	+	+	+	+	+	12	12		+		+			
K 64 w	+	+	+	+	+	+	+	12	60	+			+			+
L 57 m		+	+	+	+	+		24	24				+			
M 37 m	+	+	+	+	+	+	+	<7	192	+	+	+	+	+	+	
N 28 w		+	+	+	+	+	+	<7	14		+	+	+	+	+	
O 35 w	+	+	+	+	+	+	+	<7	48	+	+	+	+	+	+	
P 17 w	+	+	+	+	+	+	+	16	96	+						+
Q 30 m		+	+	+	+	+		17	484	+			+	+		
R 50 m		+		+	+	+		128	112				+			+
S 30 m	+	+	+		+	+	+	<7	32	+			+			
T 27 m	+	+		+	+	+	+	<7	30	+			+			
U 40 m		+	+	+	+	+		<7	56	+	+	+	+	+		

[a] *HS* Halsschmerzen; *KS* Kopfschmerzen; *HU* Husten; *MS* Muskelschmerzen; *ÜB* Übelkeit; *FI* Fieber; *RR* Roter Rachen.
[b] *I* Fieberperiode.
[c] *II* Postfebrile Periode.

Der Vorteil dieser Darstellungsweise liegt darin, daß der Leser über das Basismaterial verfügen kann, so daß er selbst alle möglichen Berechnungen des Materials anstellen kann. Meist ist diese Form der Wiedergabe überflüssig oder selbst unmöglich. Bei einer Vielzahl von Untersuchungsobjekten oder sehr vielen Variablen führt ein solches Vorgehen sehr schnell zu völliger Unübersichtlichkeit. In der Praxis wird deshalb die Information häufig reduziert.

Die erste Reduktion des Rohmaterials führt zu einer sog. *Häufigkeitsverteilung*. Dabei gehet es nicht so sehr um die Einzelwerte der einzelnen Variablen jeden Untersuchungsobjekts, sondern um die Frage, wie häufig ein bestimmtes Merkmal in einer bestimmten Testpopulation auftritt. So ist aus der ersten Rubrik der rohen Datenmatrix (Tabelle 7) die Tabelle 8 herzuleiten.

Aus Tabelle 8 läßt sich nicht mehr ersehen, ob Patient A Halsschmerzen hatte oder nicht. Man kann in der Tabelle wohl ablesen, wie oft sich dieses Symptom in der Testpopulation fand. Durch die gleichzeitige Berechnung der Prozentwerte jeder Kategorie verfügen wir gleichzeitig über die relative Häufigkeitsverteilung.

Diese Information kann man auch grafisch wiedergeben, wodurch der Leser ziemlich rasch ein eindeutiges Bild von der Häufigkeit gewinnen kann, mit der bestimmte Kategorien einer Variablen auftreten. Van Eijk u.a. [11] gaben in der Publikation einer Studie über die Organisation des Wochenendnotdienstes z.B. folgendes Histogramm oder Säulendiagramm wieder (Abb.11).

Tabelle 8. Verteilung der Patienten nach dem Symptom Halsschmerzen (n = 20)

Halsschmerzen	n	[%]
Nein	11	(55)
Ja	9	(45)

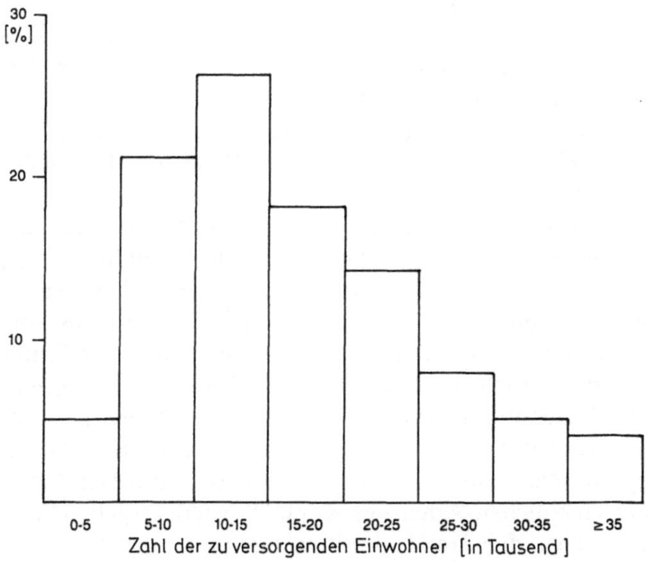

Abb. 11. Verteilung der niederländischen Wochenenddienstringe nach Zahl der zu versorgenden Einwohner in Prozent der Gesamtzahl der Vertreterringe (n = 569)

Hier geht es um eine Variable auf dem Rationiveau. Die am Notdienst beteiligten Hausärzte wurden in der Wochenenddienststudie nach den während des Dienstes zu versorgenden Einwohnern gefragt.

Angenommen, die Ärzte könnten in Tausendern antworten und es hätte sich eine Variationsbreite von 2000 bis 40000 ergeben. Diese Variable hätte dann im Prinzip 39 Kategorien. Diese Information wäre aber noch zu wenig komprimiert. Deshalb wird die Anzahl der Kategorien weiter reduziert, wodurch die Verteilungstabelle übersichtlicher wird und doch nicht zuviel an Information verloren geht.

Wo nun genau die Grenzen zwischen den Kategorien liegen, ist meist schwierig zu sagen, zumal bei explorativen Studien, weil dort meist ein theoretischer Ansatzpunkt für eine Einteilung fehlt. Man wählt dann häufig ein empirisches Kriterium: Der Untersucher bestimmt aufgrund der Häufigkeitsverteilung, wo die Grenzen gezogen werden können, und zwar so, daß alle Kategorien ausreichend „angefüllt" sind. Weil die Wahl gelegentlich ziemlich willkürlich ist und vom Untersucher abhängt, muß man der Einteilung nie einen absoluten Wert beimessen. Ein anderes Argument für eine bestimmte Einteilung kann in der Möglichkeit liegen, die Untersuchungsergebnisse mit den Resultaten anderer Studien zu vergleichen. Will man z.B. die Ergebnisse einer Untersuchung über das Auftreten der Hypertonie mit anderen früheren Untersuchungen vergleichen, dann ist es sinnvoll, die gleiche Einteilung in Alters- und Risikogruppen zu benutzen.

Ein weiterer Gesichtspunkt für die Einteilung in Kategorien liegt in ihrer praktischen Relevanz. So basiert die Einteilung diastolischer Blutdruckwerte in die Kategorien <95 mm Hg, 95–104 mm Hg und >105 mm Hg auf der Lehrmeinung über die Notwendigkeit einer medikamentösen Therapie.

Wenn wir nun Abb. 11 wieder betrachten, wird ziemlich klar, daß die meisten Notdienstringe (ca. 26 %) 10000–15000 Patienten versorgen. Durch die Zusammenfassung in Kategorien von 5000 Patienten ist jedoch nicht mehr auszumachen, wie viele Gruppen z.B. 12–13000 Einwohner zu versorgen haben.

In dem abgebildeten Histogramm werden übrigens lediglich die relativen Häufigkeiten wiedergegeben. Durch die gleichzeitige Angabe der Gesamtzahl der Vertreterringe kann der Leser aber auch die absoluten Zahlen errechnen.

Eine andere Art der grafischen Darstellung von Häufigkeitsverteilungen ist das Kreisdiagramm. Abb. 12 zeigt ein Beispiel aus der gleichen Wochenenddienststudie [11].

Weil es sich hier um eine Variable auf einem nominalen Meßniveau handelt (Art des Kontakts), ist die Kategorisierung unproblematisch. Die Abbildung liefert eine sehr klare Übersicht über die verschiedenen Formen des Patientenkontakts.

Eine weitere Form der Darstellung von Häufigkeitsverteilungen ist das sog. Häufigkeitspolygon. Man kann es bei Variablen mit einem Intervall- oder Ratio-Meßniveau benutzen. In Abb. 13 erhält der Leser rasch ein Bild von der Spitzenbelastung während des Wochenendnotdienstes. Die Untersucher haben hier tatsächlich 4 neue Variable konstruiert in der Weise, daß für jede Art des Kontakts in Abb. 12 die Verteilung über die Zeit bestimmt wird. Dadurch, daß in dieser Abbildung gleichzeitig die unterschiedlichen Arten des Kontakts wiedergegeben sind, ist zugleich ein Vergleich zwischen den Trends der Einzelgrafiken möglich.

Für die grafische und tabellarische Darstellung gelten einige praktische Faustregeln, und zwar hinsichtlich der Legende, dem Abrunden von Prozentwerten und

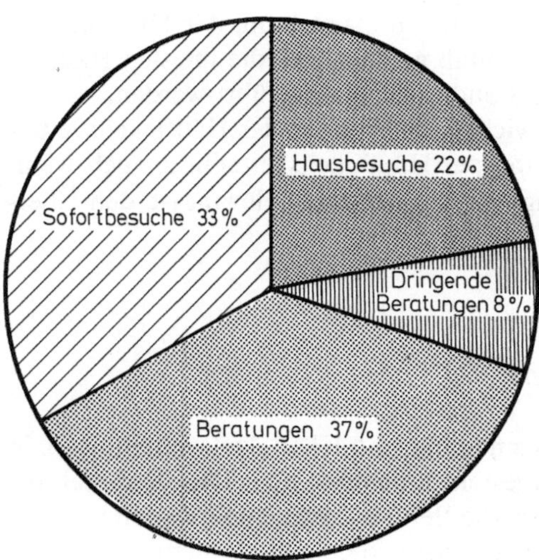

Abb. 12. Beratungen, Hausbesuche, Sofortbesuche und dringende Beratungen, in Prozenten der Gesamtzahl der Patientenkontakte (n = 517) während eines Wochenendnotdienstes zwischen 24 und 8 Uhr

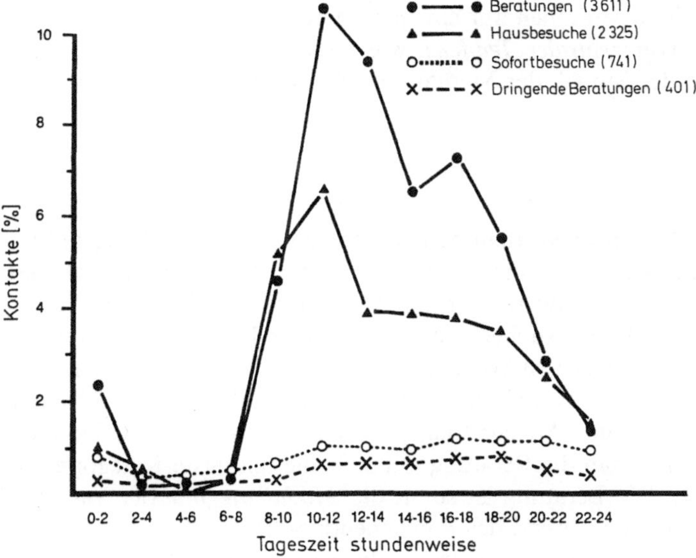

Abb. 13. Beratung, Hausbesuch und Sofortbesuch nach Zeitpunkt der Inanspruchnahme aller Kontakte

der Darstellung von „leeren" Kategorien (Kategorien, in die keines der Untersuchungsobjekte hineinfällt). Weitere Informationen findet man bei van den Ende [12].

Die Darstellung des Untersuchungsmaterials nach den verschiedenen Methoden hat den Sinn, mit dem Material besser umgehen zu können. Gleichzeitig verbessert sich die Übersichtlichkeit. So hätte nur die Darstellung der Datenmatrix, auf der Abb. 13 beruht, niemals zu dem Schluß geführt, daß die meisten Hausbesuche während der Vertretung zwischen 8 und 14 Uhr ausgeführt werden.

Die Fragestellung bestimmt u. a. wie wichtig die Analyse der Häufigkeitsverteilung ist. Daneben kann die Untersuchung der Häufigkeitsverteilung, auch wenn sie nicht unmittelbar für die Bearbeitung der Fragestellung relevant ist, den Überblick über das Material verbessern.

8.3 Modal-, Median- und Mittelwert

Für einen guten Überblick über das Basismaterial sind Häufigkeitsverteilungen, in noch größerem Ausmaß als bisher dargestellt, unentbehrlich. Die Fragestellung bestimmt letztendlich auch, wie nuanciert die Befunde betrachtet werden müssen. Häufig ist es aber nicht notwendig, die Ergebnisse so detailliert darzustellen.

Dem Untersucher stehen einige Möglichkeiten zu Gebote, die Häufigkeitsverteilung der Variablen mit Hilfe *einer* Zahl auszudrücken, einer Art Durchschnittswert. Welche Möglichkeit in Betracht kommt, hängt u. a. vom Meßniveau der Variablen ab. Je höher das Meßniveau, je mehr mathematische Berechnungen also mit einer Variablen vorgenommen werden können, desto größer i. allg. die Möglichkeiten im Vergleich zu Variablen auf einem niederen Meßniveau. Drei häufig vorkommende Arten von *zentraler Tendenz,* wie diese Durchschnittswerte auch genannt werden, sind der Modal, der Median und das arithmetische Mittel.

Modalwert

Der *Modalwert* einer Häufigkeitsverteilung einer Variablen ist der häufigste Skalenwert oder auch die Kategorie einer Variablen, in der die meisten Ergebnisse eingeordnet werden. Der Modalwert kann auf Variable jeden Meßniveaus angewendet werden. Wir werden versuchen, das eine oder andere an Beispielen aus der bereits zitierten Studie über den Wochenendnotdienst deutlich zu machen.

In Abb. 12 ist die Häufigkeitsverteilung einer Variablen auf nominalem Meßniveau verzeichnet, nämlich die „Art der Inanspruchnahme während des Notdienstes". Die Abb. weist aus, daß die Beratung mit 37 % die häufigste Kategorie dieser Variablen darstellt. Die Beratung ist somit die *Modalkategorie* der Variablen „Art der Inanspruchnahme während des Wochenendnotdienstes".

In Abb. 13 gibt es für jede Form des Artzkontakts eine grafische Darstellung der Häufigkeit pro Zweistundeneinheit über 24 h. Vor allem bei Beratungen und Hausbesuchen tritt die Modalkategorie dieser Variablen auf einem Intervallniveau deutlich hervor. Die meisten Beratungen und Hausbesuche finden zwischen 10 und 12 Uhr statt (10 bzw. 6 % aller Kontakte).

Welche Kategorie letztendlich zum Modal wird, hängt natürlich in weitem Maße von der Kategorisierung ab. Für die Art des Kontakts benutzt man z. B. in Abb. 12 eine Vierereinteilung, nämlich Beratung, dringende Beratung, Hausbesuch und Sofortbesuch. Hätten die Untersucher die dringenden Beratungen nicht interessiert, dann hätten sie sich dadurch, daß sie die Kategorien Beratung und dringende Beratung sowie Hausbesuch und Sofortbesuch jeweils zusammengefaßt hätten mit einer Zweiteilung begnügen können; die Zweiereinteilung ergäbe dann 45% Beratungen und 55% Hausbesuche. In diesem Fall bildeten also Hausbesuche die Modalkategorie.

Der Untersucher beeinflußt also durch seine Wahl der Kategorisierung weitgehend das Untersuchungsergebnis. Dies ist an sich kein Problem. Es ist jedoch notwendig, daß die Einteilung in Kategorien so objektiv wie möglich gemacht wird. In jedem Fall ist es wichtig, die Gründe für diese Einteilung offenzulegen.

Medianwert

Der *Medianwert* ist die Mitte, der Zahlenwert, der die Untersuchungspopulation hälftig teilt: Die eine Hälfte der Meßwerte liegt oberhalb, die andere unterhalb dieses Zahlenwertes. Wenn man den Median benutzen will, dann muß die Variable mindestens auf einem ordinalen Meßniveau liegen.

Angenommen, man wolle den Medianwert der Variablen Serumtiter II aus der rohen Datenmatrix der Tabelle 7 bestimmen. Man ordnet dann die Ergebnisse dieser Variablen der 20 Patienten von niedrig nach hoch: 12-14-24-30-32-48-48-48-48-56-60-96-112-192-192-224-271-484-640-768. Aus dieser Reihe ist abzulesen, daß die 10 niedrigsten Werte in dem Intervall von 12–56 liegen, die 10 höchsten in dem Intervall 60–768. Der Zahlenwert, der die Population von 20 Patienten in zwei Hälften teilt, muß demnach zwischen 56 und 60 liegen. Man berechnet den Median nun durch den Mittelwert der beiden Zahlen. Der Median für den Serumtiter II ist in diesem Beispiel also 58. Auf die gleiche Weise kann man auch den Median der Variablen Alter bestimmen, die Angaben darüber finden sich in der 2. Rubrik derselben Tabelle.

Arithmetisches Mittel

Das *arithmetische Mittel* ist das Ergebnis der Addition aller Einzelwerte, dividiert durch deren Gesamtzahl. Dieses Maß für die zentrale Tendenz erfordert ein Intervall- oder Rationiveau der betreffenden Variablen. Der Mittelwert des vorhin zitierten Beispiels, der Serumtiter II, ist leicht zu bestimmen durch die Summe der Einzelwerte (im Beispiel 3399), dividiert durch 20. Der Mittelwert beträgt in diesem Fall also 170.
Aus dem Gesagten wird deutlich, daß die Auswahl eines bestimmten Maßes für die zentrale Tendenz bei Variablen auf einem niedrigen Meßniveau eingeschränkt ist. Bei Variablen auf höherem Niveau ist jede der drei abgehandelten Bestimmungsmöglichkeiten brauchbar. Für welche Möglichkeit soll sich der Untersucher nun entscheiden?

Zur Klärung dieser Frage kehren wir eben zu dem Beispiel der Serumtiter zurück. Der Median- und der Mittelwert wurden mit 58 und 170 festgestellt. Diese Werte liegen ziemlich weit auseinander und sind schwer vergleichbar. Trotzdem haben beide den Sinn, einen Durchschnittswert der Häufigkeitsverteilung darzu-

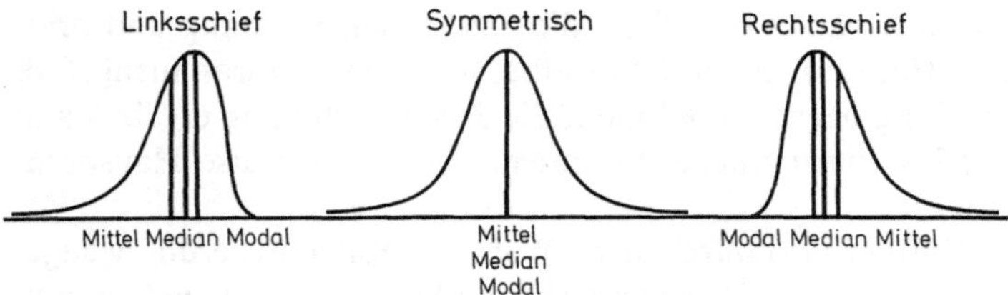

Abb. 14. Beispiel für eine linksschiefe, eine symmetrische und eine rechtsschiefe Verteilung
Im allgemeinen gilt:
linksschiefe Verteilung Mittel < Median < Modalwert,
symmetrische Verteilung Mittel = Median = Modalwert
rechtsschiefe Verteilung Mittel > Median > Modalwert

Tabelle 9. Maß für die zentrale Tendenz und jeweils erforderliches Meßniveau

Meßniveau (M.)	Maß für die zentrale Tendenz		
	Modalwert	Medianwert	Arithmetisches Mittel
Nominales M.	+	–	–
Ordinales M.	+	+	–
Intervall-M.	+	+	+
Ratio-M.	+	+	+

stellen. Angenommen, einer der Einzelwerte habe nicht 768, sondern 68 betragen. Dadurch würde der Medianwert nicht beeinflußt, er bliebe 58. Das arithmetische Mittel dagegen würde von 170 auf 135 sinken. Daraus ist zu ersehen, daß die Größe des arithmetischen Mittels als Maß für die zentrale Tendenz allemal auf Ausreißer reagiert, d.h. auf Werte, die beträchtlich nach oben oder unten vom Mittelwert abweichen. Das heißt, daß v.a. bei „schiefen" Verteilungen (Häufigkeitsverteilungen mit vielen Ausreißern in eine Richtung) lieber der Medianwert benutzt werden sollte. Im allgemeinen gilt, daß die Streuung um den Mittelwert (also die Form der Häufigkeitsverteilung) das Verhältnis der drei besprochenen Maße für die zentrale Tendenz zueinander bestimmt. Abb. 14 gibt drei Arten der Häufigkeitsverteilung wieder:

Aufgrund der Berechnungen des Median- und des Mittelwertes der Serumtiterwerte kann man also schließen, daß es sich hier um eine rechtsschiefe Verteilung handelt. Es ist leicht einzusehen, daß der Untersucher bei diesem Beispiel bei seiner Analyse am besten den Medianwert als das Maß für die zentrale Tendenz benutzt.

Zusammenfassend geben wir zum Abschluß in Tabelle 9 das Verhältnis der drei Maße für die zentrale Tendenz zu dem erforderlichen Meßniveau wieder.

8.4 Variationsbreite, Varianz und Standardabweichung

Das Maß für die zentrale Tendenz liefert einen klaren Überblick über die Eigenschaften der Häufigkeitsverteilung. Im vorhergehenden Abschnitt haben wir dargelegt, daß die Form einer Häufigkeitsverteilung die Auswahl eines bestimmten Maßes für die zentrale Tendenz beeinflußt. Mit Hilfe der Streubreite kann man diese Form näher typisieren.

Das folgende Beispiel soll Sinn und Zweck solcher Streuungsmuster deutlich machen.

Der Bericht: „Therapieversuch milder Hypertonie in Australien" [2] beinhaltet eine Tabelle, in der u. a. die diastolischen und systolischen Blutdruckwerte und der Cholesteringehalt der experimentellen (aktiven) und der Kontrollgruppe (Plazebo) miteinander verglichen werden (s. Tabelle 10).

Mit Hilfe der dargestellten Befunde wollen die Untersucher zeigen, daß zu Beginn des Versuchs bei den genannten Variablen keine Unterschiede zwischen beiden Gruppen bestehen. Bei allen Variablen ist in der Tabelle der Mittelwert angegeben. In der experimentellen Gruppe beträgt der mittlere diastolische Blutdruck (DBP) 100,5 mm Hg gegenüber 100,4 mm Hg in der Kontrollgruppe. Die Frage ist nun, ob man ausschließlich aufgrund dieser Mittelwerte davon ausgehen darf, daß beide Gruppen hinsichtlich des diastolischen Blutdrucks vergleichbar sind.

In Abb. 15 läßt sich leicht ausmachen, daß die Streuung der diastolischen Blutdruckwerte um den Mittelwert in der experimentellen Gruppe klein und symmetrisch ausfällt; in der Kontrollgruppe dagegen ziemlich große Abweichungen nach links, in geringem Maße auch nach rechts zu sehen sind. Das bedeutet, daß die Kontrollgruppe relativ viele Personen mit niedrigen Blutdruckwerten umfaßt. Wenn sich die Untersucher nun auf einen Vergleich der Mittelwerte beschränken, dann würde ein eventueller Unterschied nach der Behandlung möglicherweise eher den unterschiedlichen Ausgangswerten zuzuschreiben sein als der Therapie.

Dieses Problem kann man mit Hilfe eines Maßes für die Streubreite aus der Welt schaffen. In Tabelle 10 ist bei jedem mittleren Blutdruck auch das Maß für die Streubreite der einzelnen Blutdruckwerte um den Mittelwert (*SD* Standardabweichung) angegeben. Die Kombination von Mittelwert und dem Maß für die Streubreite ermöglicht einen besseren Vergleich von experimenteller und Kontroll-

Tabelle 10. Vergleichbarkeit von aktiver und Plazebogruppe: Eingangscharakteristika. (*SD* Standartdabweichung, *DBP* mittlerer diastolischer Blutdruck)

	Aktive Gruppe		Plazebogruppe	
	n	Mittelwert (SD)	n	Mittelwert (SD)
Screening				
DBP [mm Hg] 95– 99	799		814	
100–104	589		589	
105–109	332		303	
Mean screening DBP [mm Hg]		100,5(4,0)		100,4(3,8)

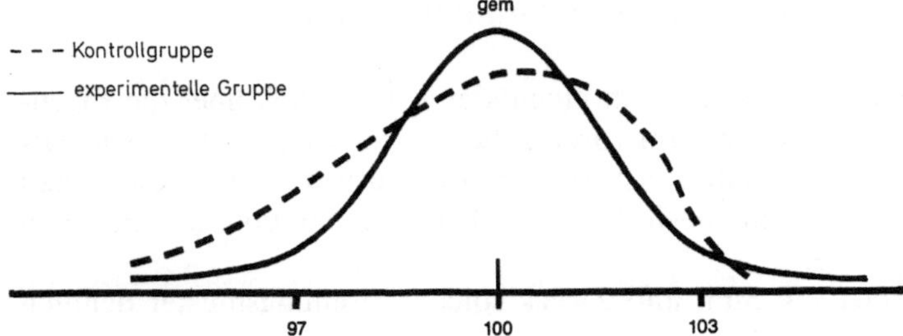

Abb. 15. Zwei Verteilungen mit unterschiedlicher Form bei gleichem Mittelwert

gruppe. Aus der Tatsache, daß in Tabelle 10 nicht nur die Mittelwerte, sondern auch die Standardabweichung kaum differieren, kann man folgern, daß beide Gruppen gut miteinander vergleichbar sind.

Nach dem der Nutzen eines Maßes für die Streubreite deutlich geworden ist, wollen wir einige häufig benutzte Begriffe abhandeln. Die Berechnung der Streubreite ist übrigens nur sinnvoll bei einem Meßniveau oberhalb des nominalen.

Variationsbreite

Die *Variationsbreite* einer Variablen ist definiert als die Differenz zwischen dem höchsten und dem niedrigsten Skalenwert oder Meßergebnis der betreffenden Variablen. Im Beispiel der Serumtiter (s. Tabelle 7) beträgt die Variationsbreite also 768-12=756. Es ist klar, daß der Informationswert dieser Zahl ziemlich gering ist, weil dieses Ergebnis nur von zwei Werten abhängt. Anstelle der Variationsbreite benutzt man auch den Begriff „Streubereich".

Varianz

Varianz ist der Mittelwert des Quadrats jeder einzelnen Abweichung vom Mittelwert. Der Mittelwert der Serumtiter II unseres Beispiels ist 170. Die Abweichung des Patienten A vom Mittelwert beträgt 170-48=122. Das Quadrat dieser Zahl ergibt 14884. Für Patient B ergibt die gleiche Berechnung den Wert 357604. So ist für jeden Patienten die Abweichung vom Mittelwert zu berechnen und zum Quadrat zu erheben. Addiert man die so von allen Patienten berechneten Werte und dividiert diese Zahl durch 20 (Gesamtzahl der Patienten), dann erhält man den Wert für die Varianz. Dieser beläuft sich in diesem Fall für die Variable Serumtiter II auf 49203.

Diese große Zahl gibt noch wenig Aufschluß über die Streuung der Einzelwerte um den Mittelwert. In der Praxis findet dieses Maß als solches auch wenig Anwendung. Es muß hier aber doch aufgeführt werden, weil es bei anspruchsvolleren statistischen Techniken eine große Rolle spielt. Wir kommen in Kap. 9 darauf zurück.

Standardabweichung

Die *Standardabweichung* ist die Wurzel aus der Varianz. Im Beispiel der Serumtiter beträgt die Standardabweichung demnach: $\sqrt{49\,203} = 222$. Dieses Maß für die Streubreite ist in derselben Maßeinheit wiedergegeben wie die Serumtiterwerte.

Im Beispiel des „Therapieversuchs milde Hypertonie" (s. Tabelle 10) sieht man, daß die Standardabweichung (auch Standarddeviation genannt) der beiden Gruppen nahezu gleich ist. Aufgrund der Kombination einer geringen Differenz der Mittelwerte und einer geringen Differenz der Standardabweichungen folgern die Untersucher, daß die Ausgangswerte beider Gruppen nicht voneinander abweichen.

8.5 Zusammenfassung

Die deskriptive Statistik ist ein wichtiges Hilfsmittel bei der Analyse von Untersuchungsergebnissen. Sie bietet dem Forscher die Möglichkeit, einen Weg durch den Wust von Untersuchungsergebnissen zu bahnen.

Welche Möglichkeit im einzelnen gegeben ist, hängt u.a. vom Meßniveau der Variablen ab; dieses Niveau bestimmt die Art der mathematischen Verarbeitung des Materials, die im Einzelfall angewandt werden kann. Wir haben vier in ihrer Qualität aufeinander aufbauende Meßniveaus besprochen: das nominale, das ordinale, das Intervall- und das Ratiomeßniveau.

Danach haben wir einige übersichtliche Formen der Darstellung einfacher Häufigkeitsverteilungen abgehandelt, wie das Säulendiagramm, das Kreisdiagramm und das Häufigkeitspolygon. Meist kann man sich aber für die Typisierung einer Häufigkeitsverteilung mit zwei Größen begnügen: dem Maß für die zentrale Tendenz (Modal-, Median- und Mittelwert) und einem Maß für die Streubreite (Varianz, Variationsbreite und Standardabweichung).

9 Deskriptive Statistik (II; bi- und multivariant)
– Der Zusammenhang von zwei und mehr Variablen –

Bisher sind lediglich die Darstellungsformen für eine Variable zur Sprache gekommen. Es kommt aber nur selten vor, daß sich der Untersucher zur Beantwortung der Fragestellung seiner Studie mit der Beschreibung der einzelnen Merkmale begnügen kann. Nicht nur bei analytischen, sondern auch bei deskriptiven Studien richtet sich das Interesse meist auf die Varianten bestimmter Merkmale innerhalb bestimmter Kategorien einer Variablen. So wird ein Hausarzt, der sich für die Prävalenz der chronischen Bronchitis in seiner Praxis interessiert, oft auch wissen wollen, ob sich diese Erkrankung bei Älteren häufiger oder gerade weniger häufig (oder in einer anderen Erscheinungsform) manifestiert als bei Jüngeren. In diesem Kapitel werden deshalb einige Möglichkeiten besprochen, um die Abhängigkeit von zwei Variablen voneinander zum Ausdruck zu bringen. Der Untersucher wird sich auch oft für die Korrelation von mehr als zwei Variablen interessieren. Dazu stehen ihm verschiedene *„multivariante" Analysetechniken* zur Verfügung, mit denen sich komplexe Zusammenhänge auf verhältnismäßig einfache Weise darstellen lassen. Im Rahmen dieses Grundgerüstes werden wir auf die mathematischen und statistischen Grundlagen dieser Materie nicht allzu sehr eingehen; wir verweisen insoweit auf die entsprechende Fachliteratur [8]. Wir werden jedoch aufzeigen, wann eine bestimmte Technik am ehesten angewandt werden kann und welches Meßniveau dazu erforderlich ist. Wir werden diese Techniken dann an hypothetischen oder der Praxis entlehnten Beispielen erläutern. Nacheinander werden vier Möglichkeiten besprochen, nämlich die Regressions-, die Diskriminanz-, die Faktoren- und die Varianzanalyse.

9.1 Kreuztabellen

Auch in diesem Abschnitt wird deutlich werden, daß die Möglichkeiten vom Meßniveau der Variablen abhängig ist. Bei Variablen auf einem niedrigen Meßniveau (nominal, ordinal) sind die Möglichkeiten oft auf die sog. *Kreuztabellen* beschränkt. Diese stellen eigentlich eine Art zweifacher Häufigkeitsverteilung dar. Das folgende Beispiel ist dem Nijmegener Interventionsprojekt entnommen [20].

Die Tabelle läßt erkennen, ob und inwieweit ein Zusammenhang zwischen der sozialen Schichtzugehörigkeit und der Art der Behandlung besteht. Vergleicht man den Prozentsatz der drei Rubriken, dann wird deutlich, ob eine der drei Möglichkeiten (keine Therapie; Ratschlag zur Lebensführung; medikamentöse Therapie)

Tabelle 11. Art der Behandlung bekannter Hypertoniker nach sozialer Schichtzugehörigkeit (n = 547)

Soziale Schicht	Art der Behandlung							
	Keine Therapie		Ratschlag		Medikamentöse Therapie		Gesamt	
	[%]	n	[%]	n	[%]	n	[%]	n
Unterschicht	39	(109)	28	(79)	33	(94)	100	(282)
Mittelschicht	38	(77)	28	(57)	34	(68)	100	(292)
Oberschicht	30	(19)	45	(28)	25	(16)	100	(63)

in einer der drei sozioökonomischen Schichten relativ häufiger oder weniger häufig vorkommt.

Die Legende von Tabelle 11 läßt deutlich erkennen, worauf sich die Aussage der Tabelle bezieht, nämlich auf die Änderung der Behandlung pro sozioökonomischer Kategorie. In der Tabelle sind dann pro Kategorie die absoluten Zahlen und die Prozentwerte angegeben. Die Frage, welche Variable in einer Zeile (waagerecht) oder in einer Rubrik (senkrecht) der Tabelle zu stehen hat, ist nicht eindeutig zu beantworten. Meist wird die unabhängige Variable (die Variable, innerhalb deren Kategorien man die Abweichung der anderen Variablen untersuchen will) als Zeilenvariable aufgeführt, wie dies in Tabelle 11 dann auch mit der Variable „sozialer Status" geschehen ist. Die abhängige Variable (hier die Art der Behandlung) findet sich dann in den Rubriken.

Bei der Berechnung der Prozentwerte in einer Kreuztabelle stehen dem Untersucher prinzipiell zwei Möglichkeiten zu Gebote. Er kann bei jedem Wert den Prozentsatz vom Gesamtkollektiv oder er kann Zeilen- oder Rubrikprozente berechnen. Im ersten Fall sagen die Prozentwerte allein ebensowenig über das Auftreten der möglichen Kombination von Kategorien aus wie über den Grad der Assoziation zwischen zwei Variablen. Eine Aussage ist aber sehr wohl möglich durch die Prozentwerte, bezogen auf die Summe der Zeilen oder Rubriken. Man setzt dann die einzelne Rubrik oder Zeile gleich 100%. Welchen Prozentwert man bevorzugt – den der Zeilen oder den der Rubriken – ist von dem vermuteten Zusammenhang von zwei Variablen abhängig. Im Beispiel von Tabelle 11 wird vermutet, daß die Zugehörigkeit zu einer bestimmten sozialen Schicht Auswirkungen auf die Art der Therapie der Hypertonie hat. Die Vermutung könnte z.B. lauten: Bei Patienten niederer sozialer Schichten ist die Compliance i. allg. niedriger als bei Patienten aus den gehobeneren Schichten; dieser Unterschied findet sich in der aktuellen Therapieform wieder. In dem betreffenden Beispiel ist der umgekehrte Schluß nicht gut denkbar, daß nämlich die Art der Behandlung den sozioökonomischen Status des Patienten beeinflußt. Deshalb nimmt der Untersucher die soziale Schichtzugehörigkeit als die unabhängige Variable an.

Die Regel ist nun, daß zur Vergleichbarkeit der unterschiedlichen Therapieformen innerhalb der einzelnen Kategorien des sozialen Status die Zeilen auf 100% bezogen werden. So werden die Prozentwerte von 28, 28 und 45 vergleichbar (s. Tabelle 11).

Man kann die Schlußfolgerung ziehen, daß Ratschläge bei Patienten aus gehobenen Schichten im Vergleich zu Personen aus niedrigen sozialen Schichten relativ häufig vorkommen.

Auch die übrigen Prozentwerte lassen sich so miteinander vergleichen.

9.2 Korrelationskoeffizienz und Grad der Assoziation

Bei Meßergebnissen auf einem höheren Meßniveau kann der Zusammenhang von zwei Variablen mit Hilfe eines *Punkteschwarms oder eines Scattergrams* noch übersichtlicher gemacht werden.

Abb. 16 ist einer Literaturstudie über das günstigste Lebensalter für die Behandlung des Maldescensus testis entnommen [16]. Alle 222 untersuchten Publikationen datieren aus dem Zeitraum 1950–1980. In der Abb. ist der Zusammenhang zwischen diesem Zeitraum von 31 Jahren einerseits mit dem in jeder Veröffentlichung genannten optimalem Lebensalter für die Behandlung andererseits grafisch dargestellt. Genauso wie bei der Kreuztabelle gibt die Legende eine schlüssige Information über den zu erforschenden Zusammenhang.

Aus Abb. 16 ist zu ersehen, daß, je jünger die Publikation ist, desto niedriger das Lebensalter, für das die Behandlung empfohlen wird. Wie man leicht erkennt, gerät man in dem Maße, wie man es mit einer Publikation zu tun hat, die auf der Abszisse mehr rechts liegt, auf der Ordinate näher an die Nullinie. Je höher der Skalenwert der einen Variablen, desto niedriger der Wert der anderen.

Man spricht hier von einem negativen Zusammenhang. Weil nicht alle Punkte auf der ausgezogenen Linie liegen, kann man in diesem Fall nicht von einem maximalen, sondern von einem schwachen negativen Zusammenhang sprechen.

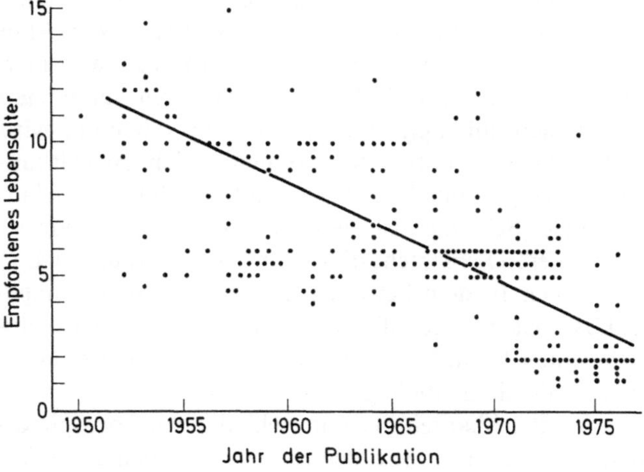

Abb. 16. Empfehlung des günstigsten Lebensalters für die Behandlung des Maldescensus testis aus 222 Arbeiten in Abhängigkeit vom Jahr der Publikation

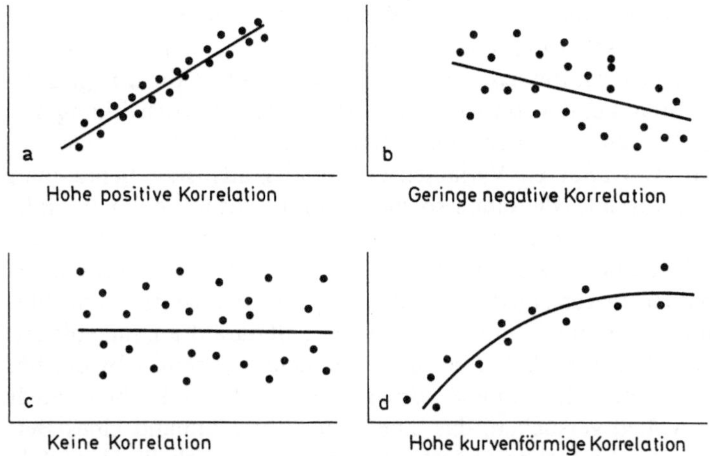

Abb. 17. Einige Beispiele für einen Punkteschwarm

Von einem positiven Zusammenhang ist die Rede, wenn bei Zunahme des Skalenwertes der einen Variablen auch der der anderen ebenfalls größer wird.

In der Praxis sind alle möglichen Modalitäten denkbar, deren einige in den nachfolgenden Beispielen grafisch dargestellt werden.

Genauso wie es unterschiedliche charakteristische Bezeichnungen zur Typisierung einfacher Häufigkeitsverteilungen gibt (Mittelwert, Standardabweichung), so läßt sich auch der Zusammenhang zweier Verteilungen durch eine einzige Zahl ausdrücken. Der Ausdruck *Assoziationsgrad* ist dem Koeffizienten vorbehalten, der den Zusammenhang zwischen Variablen auf ordinalem oder nominalem Meßniveau wiedergibt. Bei Variablen auf einem höheren Meßniveau spricht man von *Korrelationskoeffizienten*. Die meisten dieser Koeffizienten variieren von -1 bis $+1$. Der Wert $+1$ gibt dann den höchstmöglichen positiven Zusammenhang an, bei Null fehlt ein solcher, und -1 bedeutet einen maximalen negativen Zusammenhang. Man muß sich aber vor Augen halten, daß Assoziationsgrad und Korrelationskoeffizient lediglich einen statistischen und keinen kausalen Zusammenhang ausdrücken (s. Abschn. 4.3).

9.3 Interaktion und Confounding

Bisher haben wir ausschließlich Zusammenhänge zwischen 2 Variablen diskutiert. In der Realität der Allgemeinmedizin wird es aber eher die Regel als die Ausnahme sein, daß die Beziehung von zwei Variablen zueinander durch eine oder mehrere weitere Variable beeinflußt wird. Nur selten wird ein Zusammenhang für die gesamte Untersuchungspopulation gelten. Es wäre dann auch nicht sinnvoll, ohne weiteres davon auszugehen, daß nicht auch andere Variable einen festgestellten Zusammenhang beeinflussen, es sei denn, man habe gute Gründe dafür. Diese könnten in dem Vorwissen über das Problemfeld liegen. Das wäre natürlich namentlich bei explorativen Studien der Fall. Weiter gibt es natürlich zahlreiche Variable, von denen der Forscher logischerweise weiß, daß sie einen neu entdeckten Zusammenhang nicht beeinflussen können. Die Möglichkeit dazu liegt aber vorzugsweise bei Faktoren, bei denen nicht sicher ist, ob sie eine Auswirkung auf einen Zusammenhang haben oder nicht. Das Phänomen, daß sich eine Variable auf die Relation von zwei anderen Variablen zueinander auswirkt, nennt man auch *Interaktion*. Eine Variable, die einen solchen Einfluß ausübt, heißt Interaktionsvariable (zuweilen wird diese auch spezifizierende Variable oder „effect modifier" genannt). Eigentlich bedeutet all dies, daß der Grad des Zusammenhangs von zwei Variablen in verschiedenen Subpopulationen variieren kann. Bei analytischen explorativen Studien kommt es auf jeden Fall darauf an, mit solchen Variablen zu rechnen. Dies wird Anlaß zu einer Nuancierung sein. Obwohl bei experimentellen Studien mehr Kenntnisse vorliegen, spielt dieses Problem auch hier eine Rolle. Wir wollen versuchen, das eine oder andere anhand eines Beispiels klar zu machen. Der Einfachheit halber greifen wird auf Tabelle 11 zurück. Wir haben dazu beide Variablen in 2 Kategorien unterteilt, die Zahlenwerte sind fingiert.

In dieser Tabelle tritt noch einmal der Zusammenhang von sozialer Schichtzugehörigkeit und Art der Behandlung deutlich hervor. Es erhebt sich nun die Frage, ob dieser Zusammenhang (der in diesem Fall durch die unterschiedlichen Prozentwerte $64 - 40 = 24$ ausgedrückt wird) in unterschiedlichen Subpopulationen genau so groß ist. Anders ausgedrückt, gibt es eine Variable, von der man annehmen kann, daß sie den Grad des gefundenen Zusammenhangs in den verschiedenen Kategorien abändert? Eine solche Variable könnte das Geschlecht sein. Die Frage nach einer möglichen Interaktion dieser Variablen könnte lauten: Ist der Zusammenhang zwischen sozioökonomischer Schichtzugehörigkeit und Art der Behandlung bei Männern und Frauen gleich groß? Die Relevanz dieser Frage hängt ab von der zugrundeliegenden Argumentation. Eine Vermutung könnte z. B. so aussehen, daß Frauen eher die Möglichkeit haben, den Hausarzt aufzusuchen, als Männer. Das bedeutet, daß sie sich auch leichter dem Behandlungsregime des Hausarztes unterwerfen können als Männer. Der ursprüngliche Zusammenhang zwischen Zugehörigkeit zu einer sozialen Schicht und Art der Therapie wird durch die Tatsache erklärt, daß Personen aus der Oberschicht über ein größeres medizinisches Wissen verfügen und sich deshalb nötigenfalls auch leichter dem Regime

Tabelle 12. Behandlungsplan bei Hypertonikern in Abhängigkeit von ihrer sozialen Schichtzugehörigkeit (n = 500)

Soziale Schicht	Art der Behandlung					
	Keine Therapie		Therapie		Gesamt	
	[%]	n	[%]	n	[%]	n
Niedrig/mittel	64	(160)	36	(90)	100	(250)
Oberschicht	40	(100)	60	(150)	100	(250)
Gesamt	52	(260)	48	(240)	200	(500)

des Hausarztes fügen. Wenn beide Annahmen zusammentreffen, dann könnte das bedeuten, daß dieser Zusammenhang bei Frauen größer ist als bei Männern. Dies geht aus der folgenden fiktiven Tabelle hervor.

Bei Männern scheint der Zusammenhang viel weniger ausgeprägt zu sein als bei Frauen (20 bzw. 38%). Theoretisch gibt es natürlich noch andere Möglichkeiten. So kann ein Zusammenhang in einem Teil der Population gänzlich fehlen oder gar negativ werden. Andererseits bedeutet das Fehlen eines Zusammenhangs in der Gesamtpopulation noch nicht, daß dieser nicht doch in einer Subpopulation zu finden ist.

Das Wissen um den Interaktionseffekt einer Variablen führt zur Nuancierung und Vertiefung der Kenntnisse über das Thema der Studie.

Anders liegen die Dinge bei dem Phänomen „*Confounding*". Findet man in einer Studie zwischen 2 Variablen einen Zusammenhang, dann ist nicht auszuschließen, daß dieser Zusammenhang durch eine dritte Variable verursacht wird. Diese Variable „stört" gewissermaßen den Blick auf den tatsächlichen Zusammenhang. Dies hat seine Ursache darin, daß „Confounders", wie sie auch genannt werden, sowohl mit der abhängigen als auch mit der unabhängigen Variablen korrelieren. Änderungen dieser Störvariablen hängen dann mit Abweichungen der unabhängigen und der abhängigen Variablen zusammen. Ein bekanntes Beispiel ist der Zusammenhang des Vorhandenseins von Störchen mit der Geburtenrate. Daß es zwischen beiden einen Zusammenhang gibt, beruht auf der simplen Tatsache, daß es einerseits eine Relation zwischen dem Grad der Verstädterung und der Geburtenrate und andererseits zwischen dem Grad der Verstädterung und dem Auftreten von Störchen gibt. Der Grad der Verstädterung stört in diesem Fall den Blick auf die tatsächliche Beziehung der Dichte der Storchenpopulation zur Geburtenrate. Der Untersucher muß natürlich hinsichtlich des Confoundings sehr sensibilisiert sein, will er nicht das Risiko falscher Schlußfolgerungen eingehen. Er wird dann auch sinnvollerweise schon bei dem Entwurf der Studie damit rechnen, indem er mögliche Störvariablen bestimmt.

Namentlich bei explorativen analytischen Studien ist dies oft ungünstig, weil über das Thema der Untersuchung wenig bekannt ist. Zwar liegt bei experimentellen Studien ein größeres Vorwissen vor, es gibt aber fast nirgends eine absolute Sicherheit. Deshalb kann man versuchen, die Auswirkung von Confoundern bei experimentellen Untersuchungen im vorhinein mittels Vergleichs- und Randomi-

Tabelle 13. Behandlungsplan bei Hypertonikern in Abhängigkeit von ihrer sozialen Schichtzugehörigkeit, getrennt nach Geschlechtern (n = 500)

Soziale Schichtzugehörigkeit	Männer				Frauen			
	Keine Therapie		Therapie		Keine Therapie		Therapie	
	[%]	n	[%]	n	[%]	n	[%]	n
Niedrig/mittel	77	(96)	23	(29)	56	(70)	44	(55)
Oberschicht	57	(71)	43	(54)	18	(23)	82	(102)
Gesamt	67	(167)	33	(83)	37	(93)	63	(157)

Tabelle 14. Behandlung bekannter Hypertoniker nach Lebensalter (n = 500)

Lebensalter	Art der Behandlung			
	Keine Therapie		Therapie	
	[%]	n	[%]	n
Jüngere	64	(174)	36	(97)
Ältere	38	(86)	62	(143)

sierungsprozeduren auszuschalten. Die entsprechenden Möglichkeiten sind um so größer, je größer der experimentelle Charakter einer Studie ist. Trotzdem droht auch hier, namentlich bei einer kleinen Zahl von Untersuchungseinheiten, die Gefahr einer Selektion, wodurch der beabsichtigte Effekt, nämlich die Ausschaltung der Störvariablen, zunichte gemacht wird. Man kann bei der Analyse wohl der Frage nachgehen, inwieweit ein Phänomen (Interaktion oder Confounding) eine Rolle gespielt hat, und dies ggf. korrigieren. Voraussetzung dafür ist aber, daß über die Störvariable einige Daten bekannt sind. Wir greifen wieder auf das Beispiel des Zusammenhangs zwischen Behandlung und sozialer Schichtzugehörigkeit zurück (s. Tabelle 12). Angenommen, man habe gute Gründe für die Vermutung, es bestehe eine Relation zwischen Lebensalter und Art der Behandlung. Ältere hätten eine bessere Compliance als Jüngere. Weiter würde vermutet, daß sich ältere Hypertoniker vorzugsweise aus niederen sozialen Schichten rekrutieren. Es hat sich z. B. eine eindeutige Selektion insofern ergeben, als sich ältere Patienten aus den oberen Schichten von Spezialisten behandeln lassen. Der erste Schritt zu einer Analyse wäre dann, der Frage nachzugehen, ob die vermuteten Zusammenhänge auch wirklich gegeben sind.

Aus Tabelle 12 ergibt sich in der Tat eine Relation von Lebensalter zur Art der Behandlung (62 − 36 = 26). So ist also eine Voraussetzung für das Confounding erfüllt, nämlich ein Zusammenhang zwischen dem möglichen Confounder (Lebensalter) und der unabhängigen Variablen (Art der Behandlung).

Es ergibt sich, daß auch die zweite Bedingung erfüllt ist. Es besteht also ein Zusammenhang zwischen dem möglichen Confounder (Lebensalter) und der unabhängigen Variablen (soziale Schichtzugehörigkeit). Immerhin stammen 73% der Älteren gegen 30% der Jüngeren aus der unteren sozialen Schicht. Es wäre

Tabelle 15. Bekannte Hypertoniker nach sozialer Schichtzugehörigkeit und Lebensalter (n = 500)

Lebensalter	Soziale Schichtzugehörigkeit			
	Unterschicht		Mittel- und Oberschicht	
	[%]	n	[%]	n
Jüngere	30	(82)	70	(189)
Ältere	73	(168)	27	(61)

Tabelle 16. Art der Behandlung bekannter Hypertoniker nach sozialer Schichtzugehörigkeit, getrennt nach Lebensalter (n = 500)

Soziale Schichtzugehörigkeit	Jüngere				Ältere			
	Keine Therapie		Therapie		Keine Therapie		Therapie	
	[%]	n	[%]	n	[%]	n	[%]	n
Unter- und Mittelschicht	63	(52)	37	(30)	38	(63)	62	(105)
Oberschicht	65	(122)	35	(67)	38	(23)	62	(38)

nun der Mühe wert, der Frage nachzugehen, was von dem ursprünglichen Zusammenhang noch verbleibt, wenn die Relation für Jüngere und Ältere gesondert untersucht wird. Mit anderen Worten, wenn die Auswirkung der Variablen Lebensalter auf diesen Zusammenhang ausgeschaltet wird. Wir erhalten dann zugleich eine Tabelle mit 3 Variablen wie in Tabelle 13. Wie aus Tabelle 16 hervorgeht, ist der Inhalt diesmal jedoch wesentlich anders.

Tatsächlich scheint in diesem Beispiel also „Confounding" eine Rolle zu spielen. Die Betrachtung der Tabelle 16 lehrt uns, daß der Zusammenhang zwischen sozialer Schichtzugehörigkeit und Art der Behandlung aufgehoben ist, wenn Jüngere und Ältere gesondert betrachtet werden (63 − 65 = −2 bzw. 38 − 38 = 0). Ohne nähere Analyse der Störvariablen Lebensalter hätte der Untersucher zu Unrecht die Schlußfolgerung gezogen, daß die Therapie von Hypertonikern aus niedrigen Sozialschichten mehr Probleme bietet als bei Patienten aus höheren Sozialschichten.

Die Phänomene Interaktion und Confounding sind gewiß nicht außergewöhnlich. Der Untersucher muß einfach damit rechnen. Confounding führt zu unzutreffenden Schlußfolgerungen und muß deshalb soweit wie möglich vermieden werden. Sie kann sich einerseits aus allen möglichen Selektionsmechanismen, die dem Entwurf der Studie anhaften, ergeben, woraus bestimmte Zusammenhänge künstlich hervorgehen. Andererseits muß Selektion nicht die einzige Ursache sein. Es ist nun einmal ein häufig beobachtetes Phänomen, daß beide, die unabhängige und die abhängige Variable, mit einer dritten Variablen zusammenhängen. Es muß übrigens noch bemerkt werden, daß Confounding meist nicht so kraß in Erscheinung tritt wie in unserem Beispiel. In der Praxis werden die Zusammenhänge meist milder ausfallen, aber nicht gänzlich wegfallen. Immer dann, wenn der Forscher mit gutem Grund einen Zusammenhang zwischen unabhängiger und abhängiger Variablen vermutet, tut er gut daran, mit dem Phänomen Confounding zu rechnen. In dem zitierten Beispiel haben wir mit einfachen Kreuztabellen operiert. Diese hatten den Zweck, die Vorgänge deutlich zu machen. Gegenwärtig stehen dem Untersucher aber auch einige weiterentwickelte Analysetechniken zur Verfügung, mit deren Hilfe man noch einen realeren Überblick über die Zusammenhänge zwischen mehreren Variablen erhalten kann, so daß man schnell feststellen kann, ob Confounding mit im Spiele ist. Dies gilt u.a. für die Regressionsanalyse, die anschließend zu besprechen ist.

9.4 Regressionsanalyse

Im vorhergehenden Abschnitt haben wir hohe und geringe Korrelationen unterschieden; Abb. 16 hat dies dargestellt: Je näher die Punkte des dargestellten Punkteschwarms an der gedachten Linie liegen, um so höher die Korrelation. Mit anderen Worten geht es bei der Bestimmung der Höhe einer Korrelation um die Entfernung der Punkte von der gedachten Linie, der sog. *Regressionslinie.*

Neben der Höhe der Korrelation interessiert den Untersucher auch der Winkel, unter dem die Regressionslinie die Abszisse schneidet oder ganz allgemein die Form der Linie. So ist es wichtig zu wissen, ob es sich um einen linearen oder um einen kurvenförmigen Zusammenhang von zwei Variablen handelt. Mit der Bestimmung der Form der Regressionslinie hat man dann zu tun, wenn man von der unabhängigen Variablen X her die abhängige Variable Y vorherbestimmen will. Wie man leicht feststellen kann, nimmt bei dem kurvenförmigen Zusammenhang in Abb. 17 die Variable Y bis zu einem bestimmten Wert von X zu, um oberhalb desselben wieder abzunehmen. Die Untersuchung der Form der Regressionslinie mit *einer* unabhängigen Variablen nennt man *einfache Regressionsanalyse.*

Mit Hilfe der Regressionsanalyse kann man nun nicht nur den Wert von Y aufgrund einer einzigen unabhängigen Variablen X vorhersagen. Es ist ebenso möglich, den prognostischen Aussagewert mehrerer unabhängiger Variablen für die abhängige Variable zu bestimmen. Diese Art der Regressionsanalyse nennt man *multiple Regressionsanalyse.* Hierbei geht der Untersucher also der gemeinsamen Auswirkung einer Reihe von unabhängigen Variablen nach. Die Höhe der Korrelation und die Neigungswinkel der Grafiken bilden auch hier den Ausgangspunkt.

Vielleicht kann dies ein Beispiel klar machen. Angenommen, die Frage laute: Welche pharmakokinetischen und diagnostischen Variablen können die Höhe des Digoxinspiegels genügend sicher vorhersagen? Weiter angenommen, man habe aufgrund des Literaturstudiums eine Selektion aus potentiell interpretierenden Variablen vorgenommen, deren Bestimmung in der Allgemeinpraxis üblich und möglich ist. Die folgenden Variablen können aufgrund dieser Überlegungen ausgewählt worden sein.

- Miktionsfrequenz in 24 h;
- Grad der Compliance (Prozentsatz abgeholter Tabletten);
- Digoxindosis (Anzahl der Tabletten);
- Körpergewicht (in kg);
- Körpergröße (in cm).

Neben diesen Daten, die man bei allen Testpersonen mittels Anamnese und Untersuchung zusammenträgt, bestimmt man gleichzeitig labormäßig den Digoxingehalt bei jedem Patienten (ng/ml). Es ist dann möglich, festzustellen, inwieweit sich der Digoxinspiegel im Serum (die abhängige Variable) mit Hilfe der 5 selektierten unabhängigen Variablen vorhersagen läßt. Dabei gibt es zwei Anwendungsmöglichkeiten:

Die erste Möglichkeit bezieht sich auf die Untersuchung der gemeinsamen Auswirkung aller Variablen auf den Digoxinspiegel gleichzeitig.

Die zweite Möglichkeit hat eine stufenweise Untersuchung der Auswirkung jeder einzelnen Variablen im Auge. Zuerst bestimmt man den Zusammenhang zwischen Digoxinspiegel und der am höchsten korrelierenden interpretierenden Variablen. Im folgenden Schritt wird diejenige Variable ausgesucht, die nach der höchst korrelierenden mit dem Digoxinspiegel korreliert und die gleichzeitig am wenigsten mit der Variablen zusammenhängt, die im ersten Schritt selektiert wurde. So werden immer neue Variable eingeführt, bis ihre gemeinsame Aussagekraft genügend groß ist, so daß ein Hinzufügen weiterer Variablen nur einen geringen oder keinen weiteren Beitrag zur prognostischen Aussagekraft mehr liefert. Auf diese Weise gewinnt der Untersucher ein Bild über den Beitrag, den jede einzelne Variable zum Gesamtbild beisteuert. Die Ergebnisse einer Regressionsanalyse kann man folgendermaßen wiedergeben (Tabelle 17).

Die Höhe der Korrelation zwischen gemeinsamer Auswirkung aller 5 Variablen und dem Digoxinspiegel ist am multiplen Korrelationskoeffizienten abzulesen. Dieser ist genau so zu interpretieren wie der einfache Korrelationskoeffizient aus Abschn. 9.1. Er gibt also die Korrelation zwischen allen unabhängigen Variablen gemeinsam und der abhängigen Variablen wieder, also dem Digoxinspiegel.

Daneben ist in der Tabelle auch die Information für jede einzelne Variable wiedergegeben. Bei jeder Variablen ist der gesonderte Beitrag zu der Gesamtaussage der 5 Variablen mit Hilfe der einzelnen Regressionskoeffizienten berechnet. Diese Regressionskoeffizienten geben die Auswirkung der betreffenden Variablen auf den Digoxinspiegel wieder, nachdem die Auswirkung der übrigen Variablen diskontiert worden ist. Es geht hierbei also um den Nettoeffekt der einzelnen Variablen auf den Digoxinspiegel. Er stellt also die Korrektur des möglichen Confounding der übrigen 4 Variablen dar. So hat also offenbar das Körpergewicht den größten Nettoeffekt.

Die Koeffizienten sind weiter standardisiert, um einen Vergleich der Auswirkung der einzelnen Variablen zu ermöglichen. Die einzelnen unabhängigen Variablen sind ja in nicht vergleichbaren Maßeinheiten gemessen. So wird die Körpergröße z.B. in cm gemessen und die Compliance durch das Verhältnis von in Empfang genommenen zu verordneten Medikamenten. Daneben sind die kumulativen Prozentsätze der Variablen berechnet.

Fünf Variable ergeben einen Prozentsatz von 48%; dies ist das Quadrat des multiplen Korrelationskoeffizienten. Bei 4 Variablen beträgt der Prozentsatz offensichtlich 40%. Die fünfte Variable liefert also lediglich 8% zum Gesamtwert. Dagegen liefert die Compliance 12% mehr klärende Varianz.

Tabelle 17. Multiple Regressionsanalyse von 5 vom Hausarzt bestimmten Variablen und dem Digoxinspiegel

Unabhängige Variable	Standardisierte Regressions- koeffizienten	Kumulativer Anteil erklärender Varianz [%]
Miktionshäufigkeit	0,14	13
Compliance	0,26	25
Verordnete Dosierung	0,43	33
Körpergewicht	0,50	40
Körpergröße	0,27	48
Multipler Korrelationskoeffizient	0,69	

Der Gesamtprozentwert von 48% ist übrigens nicht sonderlich hoch. Ob diese Höhe für die klinische Praxis ausreicht, um aufgrund der Information der 5 Variablen eine Vorhersage über den Digoxinspiegel zu wagen, hängt von mehreren Faktoren ab. In diesem Buch werden wir nicht näher darauf eingehen. Entscheidet sich der Hausarzt aber dafür, sich mit 57% interpretierender Varianz zu begnügen, dann kann man mit Hilfe der (hier nicht wiedergegebenen) nichtstandardisierten Regressionskoeffizienten und den Meßwerten der unabhängigen Variablen den Digoxingehalt bei jedem einzelnen Patienten schätzen. Weil der Digoxinspiegel nicht nur aus den 5 unabhängigen Variablen, sondern zu 52% auch aus anderen, nicht gemessenen Faktoren resultiert, ist die Genauigkeit der Vorhersage in diesem Beispiel ziemlich gering.

Die klinische Relevanz des Beispiels ist klar: Wird ein nach medizinischen Maßstäben ausreichend hoher Prozentsatz interpretierender Varianz erreicht, dann kann die Bestimmung des Digoxinspiegels mittels Laboruntersuchung unterbleiben.

Die multiple Regressionsanalyse wird gewöhnlich nur bei Variablen auf einem Intervall- oder Ratiomeßniveau angewandt. Hinsichtlich weiterer Informationen über diese Analysetechnik verweisen wir wieder auf die diesbezügliche statistische Literatur [22].

Die multiple Regressionsanalyse wendet man vorzugsweise bei analytischen explorativen Studien an.

9.5 Diskriminanzanalyse

Die *Diskriminanzanalyse* versetzt den Untersucher in die Lage, eine Kombination von unabhängigen Variablen zu finden, die die Testpersonen hinsichtlich der zuvor beschriebenen Kategorien der abhängigen Variablen optimal einteilt.

Angenommen, es solle aufgrund bestimmter Kriterien eine Einteilung in krank und nichtkrank vorgenommen werden, z. B. durch eine fachärztliche Untersuchung oder durch Labortests. Der Untersucher will nun wissen, ob man mit weniger arbeitsintensiven oder eingreifenden Mitteln, die auch dem Hausarzt unmittelbar zugänglich sind, zu derselben Einteilung in krank oder nichtkrank kommen kann. In diesem Fall wird er für die Diagnostik bei den gleichen Patienten eine Reihe von Daten sammeln, die der allgemeinärztlichen Situation angemessen sind. Die Diskriminanzanalyse versetzt ihn in die Lage, Befundkombinationen von anamnestischen Daten und Untersuchungsbefunden zu suchen, die dem Ergebnis der fachärztlichen Kriterien für krank oder nichtkrank am nächsten kommen.

Die Kategorisierung der abhängigen Variablen muß übrigens nicht per se nach Praxiskriterien erfolgen; hier wäre auch eine theoretische oder natürliche Einteilung (z. B. bei Variablen auf einem nominalen Meßniveau) denkbar. Wenn wir z. B. von den allgemein gültigen Grenzwerten des Digoxinspiegels (zwischen 1,2 und 1,8 ng/ml) ausgehen, dann kann man eine eindeutige Einteilung in 3 Gruppen vornehmen: Patienten mit einem überhöhten, einem erniedrigten und mit einem adäquaten Digoxinspiegel. Angenommen, die Höhe des Digoxinspiegels jedes Patienten sei bekannt: Die Diskriminanzanalyse ermöglicht dann eine Untersuchung darüber, welche Kombination von unabhängigen Variablen diese Patienten am besten einer dieser 3 Gruppen zuordnet.

Ebenso wie die multiple Regressionsanalyse kennt diese Analysetechnik 2 Anwendungsmöglichkeiten. Die eine bezieht sich auf die Berechnung der gesamten prognostischen Aussagekraft aller unabhängigen Variablen. Dieser prognostische Wert wird ausgedrückt durch den Prozentsatz zutreffender Voraussagen. Die andere Anwendungsmöglichkeit gibt Aufschluß über den speziellen Anteil jeder einzelnen Variablen an der gesamten prognostischen Aussagekraft aller Variablen. Wie bei der multiplen Regressionsanalyse können bei der zweiten Anwendungsmöglichkeit schrittweise Variable angefügt werden, um das Gewicht der prognostischen Aussage zu erhöhen.

Tabelle 18 gibt die Übereinstimmung zwischen der Einteilung in 3 Gruppen mit Hilfe der Bestimmung des Digoxinspiegels und mit Hilfe der Variablen, die bereits bei der Besprechung der multiplen Regressionsanalyse genannt wurden, wieder. Es ist erkennbar, daß sich 19 Patienten (40%) mit Hilfe dieser Variablen nicht gut einteilen lassen. Dieser Prozentsatz stellt die Summe aller Prozentwerte dar, die nicht in der Diagonalen der Tabelle liegen. Der Prozentsatz richtig eingeteilter Patienten ist die Summe der diagonalen Prozentwerte (unterstrichen).

Ob nun der Prozentsatz korrekt eingeteilter Patienten (60%) für die Entscheidung, ob die Voraussage der Höhe des Digoxinspiegels aufgrund von 5 klinischen Variablen akzeptabel ist, ausreicht, hängt dann von den medizinisch-inhaltlichen Argumenten ab, auf die wir hier nicht weiter eingehen. Interessiert sich der Untersucher hauptsächlich für den Anteil der einzelnen klinischen Daten an dem gesamten Prozentsatz von 60%, dann liefert Tabelle 19 hierzu die relevanten Informationen.

Die standardisierten Diskriminanzkoeffizienten geben den Anteil der einzelnen Variablen am Zustandekommen der Gesamtzahl zutreffender Klassifizierungen wieder. Diese Koeffizienten wurden, genau wie bei der multiplen Regression, standardisiert, um die Auswirkung der einzelnen Variablen miteinander vergleichen zu können. Sie variieren von -1 bis $+1$. Je größer die Abweichung von Null, desto größer der prognostische Wert.

Es ergibt sich demnach daß von der Gesamtzahl von 5 unabhängigen Variablen nur 3 Variable in ausreichendem Umfang zur Erläuterung des Digoxinspiegels

Tabelle 18. Diskriminanzanalyse. Übereinstimmung zwischen der Bestimmung des Digoxinspiegels durch unabhängige Variable und dem Laborergebnis. (n=45; Gruppeneinteilung aufgrund unabhängiger Variabler)

Digoxin-spiegel [ng/ml]	Gruppe 1		Gruppe 2		Gruppe 3		Gesamt	
	[%]	n	[%]	n	[%]	n	[%]	n
≤1,2	<u>36</u>	(10)	18	(8)	7	(3)	61	(27)
1,2–1,8	11	(5)	<u>22</u>	(10)	0	(0)	33	(15)
≥1,8	2	(1)	2	(1)	<u>2</u>	(1)	6	(3)
Gesamt	49	(21)	42	(20)	9	(4)	100	(45)

Gesamtprozentsatz zutreffend eingeteilter Patienten: 60%

Tabelle 19. Diskriminanzanalyse. Die Auswirkung der einzelnen Variablen und der kumulative Prozentsatz korrekt klassifizierter Patienten (n = 45)

Unabhängige Variable	Standardisierte Diskriminanzkoeffizienten	Korrekt klassifizierte Patienten [%]
Miktionsfrequenz	0,18	46
Compliance	0,23	53
Verordnete Dosis	0,47	58
Körpergewicht	0,40	59
Körpergröße	0,19	60

beitragen. Das Hinzufügen weiterer Variablen ergibt nur wenig zusätzliche Informationen. Mit anderen Worten, das Hinzufügen weiterer unabhängiger Variablen führt nicht zu einer Verbesserung der Rate zutreffender Prognosen.

Wenn sich der Untersucher mit einem 60%-Satz begnügt, kann er danach mit Hilfe der (hier nicht dargestellten) nichtstandardisierten Diskriminanzkoeffizienten berechnen, in welche der 3 Gruppen ein neuer Patient höchstwahrscheinlich hineingehört und seine Therapie danach festlegen.

Auch hier gilt wieder ein 40%iges Risiko unzutreffender Prognosen.

Die Diskriminanzanalyse läßt sich bei Variablen jeden Meßniveaus benutzen. Es ist klar, daß man diese Technik zum Beispiel gut bei der Suche nach neuen diagnostischen Möglichkeiten einsetzen kann.

9.6 Faktorenanalyse

Die *Faktorenanalyse* beschreibt im Gegensatz zu den bisher besprochenen Techniken nicht den Zusammenhang zwischen abhängigen und unabhängigen Variablen, sondern sie bestimmt die „latenten Dimensionen" innerhalb bestimmter Gruppen von Variablen. Alle Variablen, die auf die latente Dimension hinweisen (bei dieser Analysetechnik Faktor genannt), werden mittels dieser Analyse unter den betreffenden Faktor geordnet. Ob sich nun eine bestimmte Variable zu einem Faktor rechnen läßt, hängt von der Korrelation zwischen dieser Variablen und dem Faktor ab (genannt Faktorladung): Wenn die Faktorladung ausreichend hoch ist, wird die betreffende Variable dem Faktor zugerechnet. Meist nimmt man hierfür eine Faktorladung von 0,40 als Grenzwert an.

Aufgrund der Inhaltsanalyse der Variablen, die zu einem bestimmten Faktor gehören, wird der betreffende Faktor dann benannt.

Das folgende Beispiel, das wir der Untersuchung „Hausarzt und die Prävention somatischer Fixierung" [17] entnommen haben, kann das eine oder andere klar machen.

In dieser Studie wurde u.a. eine explorative Analyse der Verordnungsgewohnheiten des Hausarztes durchgeführt. Die Daten über die Arzneimittelverordnung erhält man von den Krankenkassen. Dazu wurden alle Verordnungen des Jahres 1979 pro Arzneimittelgruppe pro 1000 Patienten gezählt. Danach wurde dieses Material einer Faktorenanalyse unterzogen. Der Sinn und Zweck bestand darin, herauszufinden, ob sich innerhalb von 21 Gruppen von Arzneimitteln bestimmte Gruppen erkennen ließen, die inhaltlich zusammengehören. Mit anderen Worten: ob nicht latente Dimensionen unter den Verordnungen von 21 Arzneimittelgruppen auszumachen seien.

In Tabelle 20 fällt auf, daß die Faktorenanalyse zwei Dimensionen aufgedeckt hat. Dies reduziert die Zahl der Variablen von 21 auf 2 (eine Verminderung um 90%), während 80% der Informationen erhalten bleiben.

Der erste Faktor erklärt 60% der Varianz von 21 einzelnen Variablen, der zweite Faktor 20%. Man kann dies vergleichen mit einer multiplen Korrelation der 21 Medikamentengruppen und dem ersten Faktor von 0,77. Das Quadrat von 0,77 ergibt wieder die 60% interpretierender Varianz des ersten Faktors.

Es wäre technisch möglich, noch mehr Faktoren zu bilden, die Untersucher haben sich in diesem Fall aber aufgrund des Ausmaßes der Reduktion der Anzahl

Tabelle 20. Faktorenanalyse einer Anzahl von Arzneimittelverordnungen im Jahre 1979 pro 1000 Patienten pro Arzneimittelgruppe bei Hausärzten ohne Apothekenerlaubnis (n = 61)

Verordnung	*Faktor 1* Ungezieltes Verordnungs-verhalten	*Faktor 2* Gezieltes Verordnungs-verhalten
1) Billigarzneimittel	–	–
2) Analgetika	0,46	–
3) Antibiotika	0,44	–
4) Kontrazeptiva	–	–
5) Antihistamika	0,43	–
6) Antirheumatika	0,51	–
7) Antidiabetika	–	0,73
8) Kortikosteroide	0,57	–
9) Diuretika	–	0,92
10) Antihypertonika	–	–
11) Antitussiva	0,46	–
12) Koronarmittel	–	0,83
13) Kardiaka	–	0,46
14) Vasodilatatoren	–	0,69
15) Antidepressiva	–	–
16) Neuroleptika	–	0,44
17) Tranquilizer	0,72	–
18) Hypnotika	0,49	0,60
19) Verbandstoffe	–	–
20) Übrige Gruppen	0,46	–
21) Rezeptfreie Arzneimittel	0,71	–
Summe interpretierender Varianz	60%	20%

der Variablen bei gleichbleibender Information und der inhaltlichen Benennbarkeit der Faktoren dazu entschlossen, nur zwei Faktoren in die Analyse aufzunehmen. Auf den Faktor 1 laden die Arzneimittelgruppen 2, 3, 5, 6, 11, 17, 18, 20 und 21 hoch, auf den Faktor 2 die Gruppen 7, 9, 12, 13, 14, 16 und 18, während die Gruppen 4, 10, 15 und 19 keine relevante Faktorladung aufweisen. Zur Klarstellung: Die Tabelle enthält nur die Faktorladungen $\geqslant 0{,}40$.

Der nächste Schritt für den Untersucher besteht darin, daß er Arzneimittelgruppen, die zu einem Faktor gehören, inhaltlich untersucht. Eine flüchtige Betrachtung der Arzneimittel des Faktors 1 zeigt, daß es sich vorzugsweise um Medikamente handelt, die in erster Linie symptomatisch eingesetzt werden. Die Untersucher haben aus diesem Grunde den Faktor 1 als „ungezielte Verordnungsgewohnheit" bezeichnet. Die Faktorladung auf Faktor 2 ist besonders hoch bei Arzneimittelgruppen, die als Teil eines gezielten Therapieplanes anzusehen sind. Aus diesem Grund wurde Faktor 2 „gezieltes Verordnungsverhalten" genannt.

Tatsächlich haben die Untersucher damit zwei neue Variable konstruiert. Die Zahl von 21 Arzneimittelgruppen ist auf 2 Faktoren reduziert, die ungezieltes bzw. gezieltes Verordnungsverhalten genannt werden.

Der nächstfolgende Schritt besteht darin, daß pro Respondent eine Wertskala für die beiden Faktoren festgelegt wird, die sog. Faktorenskala. Mit Hilfe der Faktorladungen und der Skalenwerte der ursprünglichen Variablen (Zahl der Verordnungen pro 1000 pro Arzneimittelgruppe) kann man nun für jeden Hausarzt einen Wert für die neuen Variablen berechnen. Die Faktorenskala gibt dann an, ob der betreffende Hausarzt viel oder wenig gezielt verordnet. Die neuen Skalenwerte werden danach wieder in der Analyse benutzt, z. B. um den Zusammenhang von ungezieltem Verordnungsverhalten und Praxisgröße zu berechnen.

Der Leser wird bemerkt haben, daß diese multivariante Technik v. a. für explorative Studien in Betracht kommt. Dabei denkt man vorzugsweise an die Entdeckung von Variablengruppen die zueinander gehören. Daneben spielt diese Technik auch eine große Rolle bei der Reduktion von Daten, beim Entwurf von Skalen, bei Meinungsumfragen und bei der Validierung von Fragebögen. Gelegentlich wird die Faktorenanalyse auch benutzt, um das Vorliegen bestimmter Dimensionen zu prüfen. Bei der Anwendung dieser Technik ist ein höheres Meßniveau als das ordinale erforderlich.

9.7 Varianz- und Kovarianzanalyse

Die *Varianzanalyse* ist eine Methode, mit deren Hilfe man untersuchen kann, ob ein Unterschied zwischen den Mittelwerten zweier oder mehrerer Kategorien einer Variablen besteht. Will man z. B. den Unterschied der Blutdruckwerte von Rauchern und Nichtrauchern untersuchen, dann ist die Varianzanalyse ein geeignetes Verfahren. In Wirklichkeit prüft man, ob der mittlere Blutdruck der einen Gruppe (Raucher) von dem der anderen (Nichtraucher) abweicht. Bei diesem Beispiel ist der mittlere Blutdruck die abhängige Variable. Voraussetzung für den Gebrauch der Varianzanalyse ist, daß die abhängige Variable sich auf einem Intervall- oder Ratiomeßniveau bewegt. Daneben muß die abhängige Variable eine Normalverteilung aufweisen. Es ist jedenfalls sinnvoll, die Art der Verteilung *vor* der Analyse zu untersuchen und ggf. zu korrigieren. Dies kann man z. B. durch die Eliminierung von Patienten mit extremen Werten oder durch Transformation erreichen. Hier ist übrigens der Rat eines Statistikers angezeigt. Die unabhängige Variable dagegen kann auf jedem Meßniveau liegen. Die Anzahl der Kategorien muß jedoch mit Rücksicht auf die Übersichtlichkeit begrenzt bleiben. Im Falle eines ordinalen oder Ratio-Meßniveau muß deshalb oft eine Einteilung mit einer begrenzten Zahl von Klassen vorgenommen werden. Angenommen, man habe bei der Bestimmung der Variablen „Raucher" die Zahl der pro Tag gerauchten Zigaretten zugrunde gelegt, dann zeigt die Häufigkeitsverteilung eine Vielzahl von Werten, z. B. von 1–30 Zigaretten pro Tag. Vor Durchführung der Analyse müßte der Untersucher die Zahl der Kategorien z. B. auf 4 reduzieren:

starke Raucher   > 25 Zigaretten pro Tag,
mäßige Raucher 10–25 Zigaretten pro Tag,
leichte Raucher   1–9 Zigaretten pro Tag,
Nichtraucher   = 0 Zigaretten pro Tag.

Wenn es, aus welchen Gründen auch immer, nicht wünschenswert ist, die Zahl der Kategorien zu begrenzen, dann kann die Relation zwischen den zu untersuchenden Variablen natürlich jederzeit auch mit einer großen Anzahl an Kategorien mit der Regressionsanalyse hergestellt werden.

In der Varianzanalyse kann man übrigens auch mit mehreren unabhängigen Variablen gleichzeitig arbeiten (z. B. die Auswirkung des Rauchens und des Trinkens auf die Höhe des Blutdrucks). Daneben ist es im Prinzip auch möglich, mit mehreren abhängigen Variablen gleichzeitig zu hantieren. (Es ist also möglich, eine Varianzanalyse mit mehreren abhängigen und unabhängigen Variablen gleichzeitig durchzuführen.)

In einem noch komplexeren Entwurf kann man daneben auch noch mit Störvariablen rechnen und deren Wirkung ausschalten. Diese Störvariablen nennt man in der Varianzanalyse Kovarianten, die Analyse selbst *Kovarianzanalyse*. In der Analyse wird der Einfluß der störenden Variablen korrigiert, so daß sich der Nettoeffekt der unabhängigen Variablen auf die abhängige(n) bestimmen läßt.

Bei der Varianzanalyse geht es um die Höhe der Differenz zwischen den Mittelwerten der zu vergleichenden Kategorien. Gleichzeitig wird weiter geprüft, wie groß der Unterschied in der Streubreite um den Mittelwert innerhalb der Kategorien ist. Ein Beispiel kann dies vielleicht deutlich werden lassen.

Angenommen, in 2 Städten hätte sich eine Studie mit der Relation Rauchen-Blutdruck beschäftigt. Bei der Varianzanalyse seien folgende Ergebnisse zutage getreten (Tabelle 21).

Personen aus A- und B-Stadt haben einen gleich großen mittleren Blutdruck pro Rauchergruppe. Doch ist die Streubreite um den Mittelwert in A-Stadt viel größer als in B-Stadt. Das bedeutet, daß der Blutdruckwert eines Einwohners von B-Stadt aufgrund seiner Rauchgewohnheiten viel leichter zu prognostizieren ist als bei einer Person aus A-Stadt. Mit diesem Phänomen muß man dann bei der Varianzanalyse auch rechnen.

Abschließend folgt hier noch ein Beispiel der Kovarianzanalyse. Angenommen, der Untersucher habe die Auswirkung einer Reihe therapeutischer Maßnahmen

Tabelle 21. Mittlerer Blutdruck in Abhängigkeit von den Rauchgewohnheiten in A-Stadt und B-Stadt

Rauchgewohnheit	A-Stadt		B-Stadt	
	Mittel [mm Hg]	Streubreite [mm Hg]	Mittel [mm Hg]	Streubreite [mm Hg]
Starke Raucher	110	90–130	110	105–115
Mäßige Raucher	100	80–120	100	95–105
Nichtraucher	90	70–110	90	85– 95

Tabelle 22. Varianzanalyse der mittleren Zeitdauer in Tagen zwischen dem Erst- und dem Folgekontakt nach Therapieform, nach Korrektur von Lebensalter und Geschlecht (n = 150)

Therapieform	Patienten n	Unkorrigiertes Mittel (Tage)	Korrigiertes Mittel (Tage)
1) Analgetika	50	30	50
2) Ultraschall	50	90	110
3) Bewegungsübungen	50	180	140

Mittlere Anzahl von Tagen in der gesamten Stichprobe: 100

auf den Verlauf des Kreuzschmerzes untersucht. Als abhängige Variable werde die Zeit zwischen dem Erstkontakt und einer weiteren Beratung gewählt. Diese Variable liegt auf einem Intervallmeßniveau. Die Studie untersucht 3 Therapieformen, nämlich Analgetika, Ultraschall und Bewegungsübungen. Die unabhängige Variable besteht also aus 3 nominalen Kategorien. Weiter seien die Patienten zufällig auf 3 Therapiegruppen verteilt, hernach stellt sich jedoch heraus, daß die Alters- und Geschlechtszusammensetzung beider Gruppen nicht gut vergleichbar ist. Lebensalter und Geschlecht hängen darüber hinaus offenbar mit der Anzahl der Tage zwischen Erst- und Folgekonsultation zusammen. Es ergibt sich demnach das Risiko des Confoundings. Geschlecht und Lebensalter werden deshalb als Confounder in die Analyse aufgenommen. Die Kovarianzanalyse bietet die Möglichkeit, den Effekt der 3 Therapieformen zu untersuchen, nachdem die Auswirkung der störenden Variablen Lebensalter und Geschlecht korrigiert worden ist.

Aus der Tabelle geht hervor, daß die Patienten im Mittel nach 100 Tagen den Arzt erneut wegen Kreuzschmerzen konsultierten. Patienten, die ein Analgetikum erhalten haben, kamen bereits nach 30 Tagen wieder. Die „Ultraschallpatienten" nach 90 Tagen, und die Gruppe mit Bewegungsübungen kommt im Mittel nach 180 Tagen wieder. Aufgrund der festgestellten Korrelation dieser Variablen mit der abhängigen und der unabhängigen Variablen erwartet man jedoch einen störenden Einfluß von Lebensalter und Geschlecht. Dieser bedarf also der Korrektur. In der letzten Rubrik von Tabelle 22 sind die korrigierten Mittelwerte angegeben. Es liegt also offenbar tatsächlich eine Confounding vor. Nach Korrektur von Lebensalter und Geschlecht sucht die Patientengruppe mit Analgetika den Hausarzt nach

50 Tagen wieder auf. Die Ultraschallgruppe nach 110 Tagen und die Gruppe mit Bewegungsübungen nach 140 Tagen. Die Nettodifferenz ist also offenbar deutlich geringer als *vor* der Korrektur des Confoundings. Ohne diese Korrektur des Confoundings hätte man an die Bewegungstherapie zu große Erwartungen geknüpft.

9.8 *Zusammenfassung*

Die Analyse des Untersuchungsmaterials beschränkt sich meist nicht auf das Studium der Häufigkeitsverteilung. Das Interesse richtet sich vielmehr auf den Zusammenhang der Verteilung zweier oder mehrerer Variablen.

In diesem Kapitel wurden dazu Kreuztabellen, der Grad der Assoziation und die Korrelationskoeffizienten abgehandelt.

Weiter wurde näher auf einige häufig benutzte Techniken zur Untersuchung des Zusammenhangs zwischen mehr als 2 Variablen eingegangen. Dabei haben wir nacheinander die multiple Regressionsanalyse, die Diskriminanzanalyse, die Faktoren- und die Varianzanalyse diskutiert.

In der Regressionsanalyse wird die Relation mehrerer unabhängiger zu *einer* abhängigen Variablen untersucht. Die betreffenden Daten müssen auf einem Intervall- oder Ratiomeßniveau liegen. Die Diskriminanzanalyse sucht Kombinationen von unabhängigen Variablen, die die Respondenten optimal in die Kategorien der unabhängigen Variablen einteilt. Die Variablen können auf jedem gewünschten Meßniveau liegen. Bei der Faktorenanalyse geht es dagegen nicht so sehr um den Zusammenhang von unabhängigen und abhängigen Variablen, sondern v.a. um die Frage, inwieweit bestimmten Variablen die gleiche Dimension zugrunde liegt. Auch bei dieser Technik müssen die Daten mindestens auf einem Intervallniveau liegen. Die Varianzanalyse schließlich untersucht nicht nur die Korrelation einer oder mehrerer unabhängiger mit einer oder mehreren abhängigen Variablen, mit Hilfe dieser Technik ist es auch möglich, die Auswirkung von Störvariablen zu korrigieren. Die abhängigen Variablen müssen dabei auf einem Intervall- oder Rationiveau liegen, die unabhängigen können auf jedem beliebigen Meßniveau liegen.

*V Praktische Richtlinien/
Berichterstattung*

10 Praktische Richtlinien
– Leitfaden zum Entwurf eines Forschungsprojekts –

10.1 Einleitung

Forschung wird häufig definiert als ein Versuch, durch systematisches Vorgehen eine Antwort auf bestimmte Fragen zu erhalten. Die Fertigkeiten und Techniken, die für eine verantwortungsvolle und wissenschaftliche Beantwortung der sich aus der Praxis ergebenden Fragen erforderlich sind, verstehen sich nicht von selbst. Außer einer gewissen Schulung auf dem Gebiet der Forschung ist hierfür auch eine gewisse Erfahrung unentbehrlich. Das Ziel dieses Leitfadens besteht darin, denjenigen, die erstmals eine Studie beginnen möchten, eine helfende Hand zu bieten. Im folgenden werden für jeden bei dem Entwurf eines Forschungsvorhabens wichtigen Schritt eine Reihe von Fragen aufgeworfen. Die Beantwortung dieser Fragen soll den Untersucher zum Nachdenken anregen und ihn für die Fußangeln und Fallen, die dem Problem anhaften, sensibilisieren. Außerdem versetzen ihn die hier zusammengefaßten Regeln in die Lage, die für seine Studie relevanten Informationen genau festzulegen. Dies kann ihm bei der Publikation der Untersuchungsergebnisse zustatten kommen. Vorab muß aber warnend darauf hingewiesen werden, daß der vorliegende Leitfaden kein „Kochbuch" ist. Der Entwurf eines Forschungsprojekts erfordert Kreativität und Erfindungsgabe. Die den verschiedenen Phasen einer Untersuchung zugeordneten Fragen sollen in erster Linie das kreative Denken stimulieren, sie bieten jedoch keine Hilfe bei definitiven Entscheidungen oder bei technischen Problemen. Bei solchen Schwierigkeiten wird der Forscher auf die Hilfe erfahrener oder sachkundiger Kollegen zurückgreifen müssen. In der Reihenfolge der verschiedenen Phasen kommt eine Chronologie zum Ausdruck. Im Idealfall durchläuft der Entwurf einer Studie diese Phasen. Das bedeutet nicht, daß jede Phase immer so deutlich abzugrenzen ist, wie es aus dem Leitfaden zu ersehen sein mag. Die Übergänge zwischen einzelnen Phasen sind oft fließend. Oftmals wird sich auch die Notwendigkeit ergeben, das ursprüngliche Problem nach der Beantwortung verschiedener Fragen zu revidieren. Dann müßte der ganze Zyklus erneut von vorn durchlaufen werden.

10.2 Wahl der Fragestellung

- Beginnen Sie damit, daß Sie Ihr Problem in Frageform abfassen. Tun Sie dies in einfachen Sätzen ohne Fachterminologie. Bevor die endgültige Frage (10.5) formuliert wird, muß die ursprüngliche Frage mehrere Male revidiert werden. Jede neue Version präzisiert die Frage und grenzt die Zahl der möglichen Antworten auf die zu untersuchende Frage ein.
- Geben Sie an, welche Informationsquellen für den Zugang zu Ihrem Forschungsprojekt nötig sind (es geht hier also um Daten, die die Beantwortung der Frage möglich machen, z. B. die Literatur, bereits vorliegende Befunde, Gespräche mit Experten etc.).
- Definieren Sie die wichtigsten der in der Fragestellung verwendeten Begriffe.

10.3 Was ist über das Thema bereits bekannt?

Vor der Beantwortung der eigentlichen in der Studie gestellten Frage kann es oft wichtig sein, daß mit dem Thema zusammenhängende Fragen bereits eine Antwort erfahren haben (bei der Frage nach dem Therapieeffekt beim Diabetes mellitus muß z. B. schon bekannt sein, welche diagnostischen Kriterien für Diabetes gelten).

Was ist über das Thema bereits bekannt?

- Listen Sie die Fragen auf, die durch frühere Untersuchungen bereits beantwortet sind.
- Listen Sie relevante Theorien, Modelle und Lehrmeinungen über das Thema auf.

10.4 Relevanz der Studie

- Wen interessiert das Ergebnis?
- Welche Ansichten bestehen z. Z. über das Thema?
- Welche Bedeutung kommt einer zutreffenden Antwort zu?
- Welche Konsequenzen ergeben sich aus möglichen Antworten?
- Wie sieht eine mögliche Kontroverse aus?

Notieren Sie in Kürze, was für Ihre Studie wichtig ist. Gehen Sie dabei von den vorstehenden Fragen aus, seien Sie aber so frei, diese nach Belieben abzuändern oder andere hinzuzufügen.

10.5 Endgültige Fragestellung

Nachdem die ursprüngliche Frage einen definitiven Charakter angenommen hat, bezeichnen wir sie als Fragestellung. Üblicherweise wird diese Fragestellung weiter in Form von Hypothesen (durch experimentelle Studien) oder Erwartungen (durch explorierende Studien) dargestellt. Damit macht der Untersucher eine Voraussage über die Ergebnisse anhand der bisher vorliegenden Erkenntnisse über das Thema, und zwar durch logische Analysen oder unsystematische Beobachtungen.

- Erste Formulierung der Hypothese(n).
- Zwischen welchen Variablen besteht ein Zusammenhang?
- Gibt es alternative Zusammenhänge oder Interpretationen, die der (den) oben genannten Hypothese(n) zuwiderlaufen? Es ist möglich, daß sich aus der Literatur ergibt, daß verschiedene theoretische Ansichten über das Thema existieren. Dies ist häufig bei kontroversen Themen der Fall (denken wir z.B. an den Altersdiabetes).
- Muß (müssen) die Hypothese(n) aufgrund widersprüchlicher Zusammenhänge oder Interpretationen revidiert werden, dann können Literatur oder eine Beratung mit Experten deutlich werden lassen, daß die anfangs formulierte Frage weniger relevant oder eine Antwort bereits durch eine andere Untersuchung gegeben worden ist. Es ist auch möglich, daß aus der Literatur hervorgeht, daß die ursprüngliche Fragestellung in eine etwas andere Richtung formuliert werden muß.

10.6 Entwurf der Studie I: Art der Studie, Forschungsobjekt und Variablen

Im Anschluß an die definitive Formulierung der Fragestellung legt man ein passendes Forschungskonzept fest. Dieses stellt immer einen Kompromiß zwischen dem methodisch Wünschbaren und dem praktisch Machbaren. Beim Entwurf des Konzepts geht es um die Entscheidung über die einzelnen Schritte, die zu tun sind, um zur Beantwortung der Fragestellung zu gelangen. In groben Zügen sind dies 3 Entscheidungen, nämlich methodische, technische und organisatorische. Zuerst sollten die mehr methodischen Entscheidungen an die Reihe kommen.

Entscheidung für eine Untersuchungsart

Wir unterscheiden grob 4 Arten von Studien. Eine Untersuchung kann im Prinzip interpretierenden oder deskriptiven und experimentellen oder explorierenden Charakter haben. Welche Art von Studie ist nach Ihrer Meinung in Abhängigkeit von der Fragestellung indiziert?

Die möglichen Studienarten sind:

- explorativ-deskriptiv
- explorativ-analytisch
- experimentell-deskriptiv
- experimentell-analytisch

Innerhalb jeder Variante kann man Untertypen unterscheiden. Es ist sehr wichtig, daß die Entscheidung hier gut überlegt wird. Gelegentlich wird es nicht möglich sein, schon in diesem Stadium eine endgültige Entscheidung zu treffen. Diese hängt ja doch mit von den technischen, organisatorischen und häufig auch von den finanziellen Möglichkeiten ab. Die Antwort auf die folgende Frage kann denn auch nur vorläufig sein und muß nötigenfalls noch zurückgestellt werden (je nach Art der Studie).

Welche Art der Untersuchung ist hier innerhalb der gewählten Hauptgruppe Ihrer Meinung nach gegeben?

Auswahl der Forschungsobjekte

- Wer oder was muß gemessen werden (Patienten, gesunde Testpersonen, Versuchstiere oder Arzt-Patient-Kontakte)?
- Welche Eigenschaften müssen den Untersuchungsobjekten zukommen (Ein- und Ausschlußkriterien)?
- Wie geht die Auswahl der Untersuchungsobjekte vor sich (Zufallsstichprobe, systematische Auswahl, Kontrollgruppe, Randomisierung etc.)?
- Müssen die Messungen der gleichen Variablen zu verschiedenen Zeitpunkten stattfinden (falls ja, wie häufig)?

Auswahl der Variablen

- Welche Eigenschaften der Untersuchungsobjekte müssen gemessen werden (welche Variable?)
- Welches sind dabei die abhängigen, die unabhängigen und welches die möglichen Störvariablen?
- Inwieweit müssen die Analysevariablen noch aus den Meßvariablen abgeleitet werden?

10.7 Entwurf der Studie II: technische Entscheidungen

Stichprobenauswahl

Liegt die Untersuchungspopulation fest, dann betrifft die erste wichtige Entscheidung den Umfang der Stichprobe. Abhängig von dem gewählten statistischen Vorgehen (Schätzen oder Testen), muß man die nötige Präzision festlegen, und zwar die Zuverlässigkeit (beim Schätzen) und α, β H0 und H1 (beim Testen). Übrigens muß man nicht in jedem Fall mit einer Stichprobe arbeiten!

- Wie groß muß bei Ihrer Untersuchung die Stichprobe sein? (Für den Fall, Sie entschließen sich zu einer Stichprobe: Siehe Kap. 6).
- Wie wählt man eine Stichprobe im einzelnen aus? (Siehe Abschn. 6.3).
- Auf welches Patientenkollektiv können Sie zurückgreifen?
- Auf welche Patientenpopulation können Sie die Stichprobenergebnisse übertragen (verallgemeinern)?

Meßinstrumentarium

- Erstellen Sie eine Liste der Variablen, die gemessen werden müssen. Listen Sie für jede Variable die Meßinstrumente bzw. Informationsquellen auf, die in Frage kommen. Geben Sie auch an, welche Beobachtungstechnik bei jedem Meßinstrument in erster Linie indiziert ist (s. 5.3)
- Wenn für bestimmte Variable ein Meßinstrument noch nicht existiert, dann müssen die wichtigsten Eigenschaften des noch zu entwickelnden oder zu suchenden Instrumentariums angegeben werden.
- Für jedes Instrument stellt sich noch die Frage der Zuverlässigkeit und der Validität. Für die Zuverlässigkeit bedeutet dies die Frage, ob zwei Meßergebnisse desselben Untersuchers zu verschiedenen Zeiten und ob die gleiche Messung unterschiedlicher Untersucher zum gleichen Zeitpunkt übereinstimmen.
Für die Validität gilt die Frage, ob das Instrument auch mißt, was man zu messen beabsichtigt.

Analyse der Untersuchungsergebnisse

Hier erfolgt eine erste vorläufige Antwort auf die Frage, in welcher Weise die gesammelten Meßdaten verarbeitet werden sollen.

- Man prüfe, ob und wenn ja, welche Bearbeitung das Datenmaterial erfahren muß, bevor die eigentliche Analyse erfolgen kann. Bei Therapiestudien z. B. muß häufig der Zustand des Patienten vor und nach einer Behandlung gemessen werden. Meist müssen dann erst Skalenwerte für den Unterschied berechnet werden.
- Prüfen Sie, welche Analysetechnik dabei nach Ihrer Meinung zur Beantwortung der Fragestellung indiziert ist. (Wegen der Vielzahl der Möglichkeiten auf diesem Gebiet ist oft der Rat eines Experten zu empfehlen.)

Diese allgemeinen Empfehlungen werden im weiteren Verlauf präzisiert, wenn die Ergebnisse erst einmal vorliegen und die Analyse wirklich beginnt (vgl. 10.10).

10.8 Entwurf der Studie III: organisatorische Entscheidungen

Es ist nun an der Zeit, den organisatorischen Ablauf Ihrer Studie zu planen. Organisatorische Probleme können die Diskussion über vorher getroffene Entscheidungen wieder aufleben lassen. Es geht um folgende Fragen:

1) Praktische Durchführung (vgl. 5.6)
- Wer ist für die Organisation der Feldstudie verantwortlich?
- Wer sammelt die Befunde?
- Ist dazu ein besonderes Training erforderlich?
- Wenn ja, in welcher Form?
- Welche Instruktionen gelten für die Sammlung der Befunde? (Was soll bei Ausfall oder Weigerung etc. von Testpersonen geschehen, in welcher Reihenfolge sind die Messungen anzuordnen?
- Wie geht die Kontrolle auf Richtigkeit und Vollständigkeit der Ergebnisse vor sich?
- Wie verläuft der „Datenfluß" (der Informationsfluß), und wo werden die Ergebnisse letztendlich gespeichert?

2) „Drehbuch" für die Feldstudie (vgl. 5.5)
Oftmals ist es sehr aufschlußreich, in Form eines Drehbuches festzulegen, was im einzelnen mit einer Testperson zu geschehen hat.

Das fördert die Schwachstellen in der Organisation der Studie schnell zu Tage. Es wird ebenfalls empfohlen, den praktischen Ablauf in Form eines Rollenspiels nachzuahmen.

In diesem Drehbuch muß außerdem genau festgelegt sein, wie die verschiedenen Informationsströme effizient und koordiniert an einen Sammelpunkt gelangen. Weiter muß auf den Fall eines Ausschlusses und auf Richtlinien für Unregelmäßigkeiten im Ablauf der Feldstudie geachtet werden. Die meisten Unregelmäßigkeiten lassen sich durch einen Probelauf aufdecken.

10.9 Entwurf der Studie IV: Vermeiden von Bias

Ein Bias entsteht als Folge systematischer Fehler. Natürlich werden dadurch die Untersuchungsergebnisse beeinflußt. Wenn sich Meßfehler nicht unter Kontrolle bringen lassen, kann man die Ergebnisse schlecht interpretieren. Mit dem Drehbuch im Hintergrund muß man die Aufmerksamkeit auf folgende Arten von Bias richten:

- Die Auswirkung irgendwelcher Vorkommnisse. Ist ein Personalwechsel zu erwarten, oder wird das Untersuchungsprotokoll variiert?
- Die Auswirkung eines normalen Ablaufs. Wenn Respondenten über längere Zeit beobachtet werden, können auch bei normaler Entwicklung, bei Zunahme oder bei natürlichem Verlauf der Krankheit etc. Abweichungen auftreten.

- Die Auswirkung wiederholter Messungen. Wenn die gleichen Messungen bei denselben Testpersonen wiederholt werden, tritt das Phänomen des Wiedererkennens auf.
- Abnutzung des Meßinstruments. Die Meßapparatur unterliegt einem Verschleiß, beim Sammeln der Daten schleichen sich unbemerkt systematische Fehler ein, das Protokoll wird aufgrund praktischer Erfahrungen ohne weitere Überlegung geändert.
- Auswirkung statistischer Regression auf den Durchschnitt. Wenn Personen ausgewählt werden, weil sie bei der ersten Messung zu einer extremen Gruppe gehörten (Hypertonie oder Non-Compliance), dann werden die zweite und die folgenden Messungen schon allein aus statistischen Gründen näher am statistischen Durchschnitt liegen. Spielt dies auch eine Rolle?
- Die Selektion von Testpersonen. Personen, die zur Teilnahme nicht verfügbar sind oder sich verweigern, können von den übrigen, die mitmachen, abweichen. Besteht diese Gefahr auch in der vorliegenden Untersuchung?
- Forscherbias. Hat der Untersucher die Ergebnisse ungewollt in die Richtung seiner Hypothese beeinflußt?
- Wird das Untersuchungsergebnis jetzt oder in Zukunft durch die Studie selbst beeinflußt? Entwickelt sich bei den Testpersonen während der Testperiode eine ernste Erkrankung, dann müssen andere Therapieformen erwogen werden. Das bedeutet, daß die betreffende Testperson an der Studie nicht mehr teilnehmen kann. Dadurch kommt es zu einer Selektion der Testpopulation. Eine Untersuchung der Compliance wird häufig durch die Fragen nach der Befolgung von Ratschlägen erschwert. Die Patienten werden dadurch nämlich daran erinnert, bestimmte Ratschläge erhalten zu haben.

10.10 Analyse der Ergebnisse

Dieses Stadium der Untersuchung muß die Antwort auf die Fragestellung liefern. Das ist meist leichter gesagt als getan. Auch jetzt müssen wieder eine Reihe von Entscheidungen getroffen werden. Dabei ist u.a. zu denken an:

- Welche abgeleiteten Variablen müssen gebildet werden (s. 5.1)? Ergeben sich daraus multivariante Techniken, wie z.B. die Faktorenanalyse?
- Welche Variablen müssen auf ihren wechselseitigen Zusammenhang hin betrachtet werden (unabhängige bzw. abhängige Variable)?
- Welche Rolle spielen Hintergrundvariable wie Lebensalter und Geschlecht in der Analyse? Haben sie vor allem den Sinn, die Repräsentativität (s. 6.2) zu bestimmen oder spielen sie möglicherweise eine Rolle als Störvariable (s. 9.3)?
- Welche Analysetechniken müssen benutzt werden? Dabei geht es in erster Linie um die Bestimmung des Meßniveaus der Variablen (s. 8.1). Das Meßniveau ist ja doch entscheidend für die technischen Analysemöglichkeiten.
Liegt das Meßniveau einmal fest, dann kann man die Analysetechnik wählen (Kreuztabellen oder Korrelation oder multivariante Techniken entsprechend Kap.9).

– In diesem Stadium der Untersuchung muß schließlich auch die Art der statistischen Überprüfung gewählt werden. Die Fülle der Möglichkeiten und das spezielle Fachwissen, das diese Materie voraussetzt, lassen hier die Einschaltung eines Statistikers ratsam erscheinen.
Legen Sie alle Entscheidungen schriftlich fest und fertigen Sie ein sog. Analyseschema an. Daraus ergeben sich Übersichtlichkeit und logische Folge für alle weiteren Entscheidungen. Beginnen Sie mit der Analyse nicht, bevor dieses Schema vollständig ist, und stellen Sie bei jedem einzelnen Schritt die Frage nach der Bedeutung für die Beantwortung der Fragestellung. Damit wird verhindert, daß allgemein interessante, aber auch für die Fragestellung uninteressante analytische Fragen die Planung unnötig belasten.

10.11 Darstellung der Ergebnisse

– Fertigen Sie schon vor Beginn der Studie Tabellen und Grafiken an, die sich bei der Darstellung der Untersuchungsergebnisse benutzen lassen. Benutzen Sie Beispiele mit fiktiven Zahlen oder mit Zahlenangaben anderer Studien.
– Schlußfolgerung und Analyse: Zu diesem Teil lassen sich keine Hinweise geben. Es ist empfehlenswert eine Art Notiz- oder Tagebuch zu führen, in welchem Anekdoten und Kommentare der Teilnehmer oder anderer Leute festgehalten werden können. Häufig sind es zufällige Entdeckungen sensibler und neugieriger Forscher, die zu einleuchtenden und fruchtbaren neuen Hypothesen führen. In jedem Fall muß diskutiert werden, inwieweit die Tatsachen, die die Studie zutage fördert, die Fragestellung beantworten und wieweit sich außerdem aufgrund der Ergebnisse Hypothesen oder Vermutungen ergeben, die weiterer Erörterung bedürfen.

10.12 Administrative Maßnahmen

Auch die optimal entworfenen Studien sind gelegentlich von Mißerfolg begleitet, weil man den administrativen Dingen zu wenig Aufmerksamkeit gewidmet hat.
Legen Sie fest, wofür eine Regelung zu treffen ist, wie z. B. Finanzen, Ausstattung, Vorratshaltung, Räume, Kopiergerät, Beratung, Post, Telefon, Computerprogramm, Formulare, Registratur etc.

10.13 Planung der Studie

Es ist zu empfehlen, im voraus eine Reihe von Phasen der Studie zu planen. Vor einer allzu starren Handhabung dieses Schemas muß allerdings gewarnt werden. Gerade weil sich im Verlauf der praktischen Arbeit oftmals unerwartete Dinge ergeben, wird die Planung häufiger nicht eingehalten als eingehalten. Trotzdem ist es in jedem Fall nützlich, den Überblick über die einzelnen Phasen der Untersuchung nicht zu verlieren und die Planung nach Ablauf jeder einzelnen Phase wieder zu betrachten.

Diesem Abschnitt haben wir als Beispiel ein ausgearbeitetes Schema mit Erläuterungen angefügt (Abb. 18). Dies ist natürlich ein willkürliches Beispiel. Die Planung bestimmt v. a. der Umfang der Studie, die Zahl der teilnehmenden Untersucher und die zur Verfügung stehende Zeit.

Jeder Forscher muß diese Faktoren für seine eigene Studie abwägen.

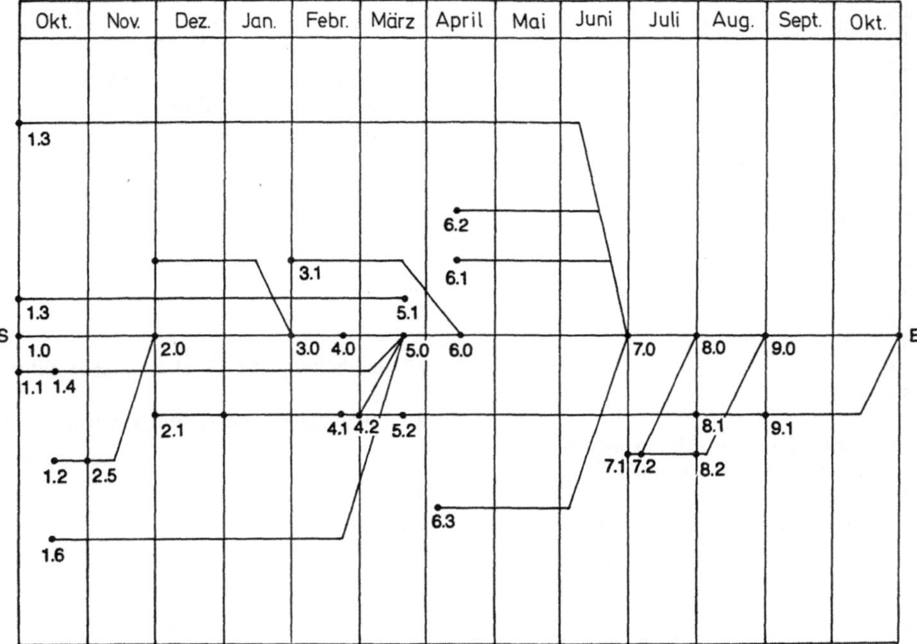

Abb. 18. Planungsschema für eine Forschungsstudie. Auf der Zeile von *S* (Start) nach *E* (Ende) liegen eine Reihe von Punkten, denen nicht immer eine große inhaltliche, aber eine Bedeutung als zeitliche Markierung zukommt. Die Zahlen bei den einzelnen Punkten korrespondieren mit den in der nachfolgenden Beschreibung angegebenen Ziffern

1.0 Beginn des Projekts	2.2
1.1 Literaturstudium	2.3
1.2 Formulierung der Fragestellung	2.4
1.3 Dokumentation der Literatur	2.5
1.4 Festlegung des groben Rahmens	2.6
("framework")	2.7
1.5 Formulierung der Hypothesen	2.8
1.6 Entwurf der Registriervordrucke	2.9
1.7	
1.8	3.0 Pilotstudie
1.9	3.1 Probelauf in einem Teil der Praxen
	3.2
2.0 Fragestellung liegt fest	3.3
2.1 Operationalisieren	3.4

3.5

3.6

3.7

3.8

3.9

4.0 Ausgefüllte Formulare des Probelaufs zurück

4.1 Analyse der Enquête des Probelaufs

4.2 Formulare verbessern

4.3

4.4

4.5

4.6

4.7

4.8

4.9

5.0 Formulare inhaltlich fertiggestellt

5.1 Druck der Formulare

5.2 Schema der Analyse

5.3

5.4

5.5

5.6

5.7

5.8

5.9

6.0 Beginn der eigentlichen Untersuchung

6.1 Kontrolle der eingehenden Ergebnisse

6.2 Computereingabe

6.3 Computerprogramm anpassen

6.4

6.5

6.6

6.7

6.8

6.9

7.0 Alle Daten computerbereit

7.1 Kontrollauf des Programms

7.2 Analyseprogramm ablaufen lassen

7.3

7.4

7.5

7.6

7.7

7.8

7.9

8.0 Ergebnisse im Überblick bekannt

8.1 Analyse der Ergebnisse

8.2 Entwurf der Publikation

8.3

8.4

8.5

8.6

8.7

8.8

8.9

9.0 Bearbeitung der Ergebnisse abgeschlossen

9.1 Endgültiger Untersuchungsbericht

9.2

9.3

9.4

9.5

9.6

9.7

9.8

9.9

11 Publikation der Studie
E. Hofmans

Einleitung

Eine wissenschaftliche Studie erfährt ihre Abrundung erst durch die Veröffentlichung. Sie muß also zu Papier gebracht werden.

Der Untersucher ist gut beraten, damit bereits *während* der Studie zu beginnen. Nichts schärft den Verstand mehr als schreiben. Mehr noch als „beim Denken" wird man beim Schreiben gezwungen, sich über Zusammenhänge und mögliche Inkonsistenzen Rechenschaft abzulegen; oft merkt man erst auf dem Papier, daß ein bestimmter Gedankengang im wesentlichen eine Argumentation ist, die sich im Kreise dreht oder daß ein komplizierter Zusammenhang in Wirklichkeit ganz einfach ist. Schreiben ist also, kurz gesagt, eine der Möglichkeiten, mit deren Hilfe ein Untersucher seiner Studie eine Form verleihen kann.

Es ist dabei unvermeidlich, daß man dabei ein Vielfaches dessen, was letztendlich veröffentlicht wird, zu Papier bringt. Es ist kaum jemand imstande, in einem Zug einen abgerundeten Forschungsbericht zu verfassen. Gut schreiben heißt viel – sehr viel – streichen.

Schreiben ist i. allg. mühsam – daran läßt sich nicht viel ändern. Eines der wenigen Dinge, die man doch tun kann, ist, sich einige einfache Richtlinien zu eigen zu machen. Diese Regeln sind zwar kein „Gesetz", man muß also einen triftigen Grund haben, von ihnen abzuweichen. Meist liegt ein solcher Grund aber nicht vor.

In diesem Kapitel behandeln wir einige Aspekte der Publikation hausärztlicher Untersuchungen. Mit Rücksicht auf den begrenzten Rahmen dieses Buches bleibt wenig Platz für Nuancen. Der *Leser* möge dies bedenken, der *Autor* wird dies meist selbst herausfinden.

11.1 Autor und Leser

Der Autor – auch der eines Forschungsberichts – schreibt, um gelesen zu werden. Die Frage ist jedoch, von wem? Das Leserpublikum einer wissenschaftlichen Veröffentlichung kann variieren von einer Person – dem Autor selbst – bis zur Mehrheit einer „wissenschaftlichen Gesellschaft".

Die Mehrzahl der Leser will auf die Lektüre einer bestimmten Untersuchung möglichst wenig Zeit verwenden. Ein ausführlicher Bericht wird weniger Leser anziehen als ein kurzer Rapport, eine schlecht aufgebaute Abhandlung mit zahllosen Wiederholungen wird weniger attraktiv sein als ein klar geschriebener Artikel. Nicht weniger zutreffend ist die Tatsache, daß Experten auf einem bestimmten Gebiet sich von einem schlecht lesbaren Bericht nicht abhalten lassen. Gerade wegen ihres Sachverstands haben sie viel weniger Mühe mit einer mangelhaften Darstellung als der „allgemeine" Leser. Das bedeutet, daß an die Darstellung eines Forschungsberichts, der nur für einen bestimmten Kreis von Experten bestimmt ist, weniger hohe Anforderungen zu stellen sind als an einen Artikel für eine allgemeine Zeitschrift. Der Autor setzt bei all diesem ganz andere Prioritäten: Er möchte natürlich gelesen werden, aber um zu beginnen, will er seine Studie so detailliert wie möglich beschreiben und begründen. Je ausführlicher aber sein Bericht, desto weniger Leser wird er anlocken. Und je mehr Leser er erreichen will, desto mehr muß er kürzen.

Es besteht also ein grundlegender Zwiespalt zwischen den Zielen des Verfassers und den Ansprüchen der Mehrheit der Leser. Der Autor tut gut daran, sich diesen Zwiespalt vor Augen zu halten.

11.2 Drei Arten von Publikationen

Wir können 3 Grundmuster eines Forschungsberichts unterscheiden:

- Bericht;
- Dissertation;
- Zeitschriftenartikel.

Diese unterscheiden sich nicht so sehr durch ihren Inhalt als vielmehr durch ihren Umfang, ihre Zielsetzung, das angesprochene Leserpublikum, die Höhe der Auflage und der Aufmachung.

Viele Untersuchungen werden von einem Auftraggeber oder von einem externen Geldgeber finanziert, und es ist üblich, daß eine solche Studie durch einen detaillierten *Bericht* abgerundet wird.

Ein solcher Bericht ist i. allg. wenig lesergerecht; außer der geldgebenden Instanz sind die an der Studie beteiligten Kollegen fast die einzigen, die davon Kenntnis nehmen. Der Umfang ist im Prinzip unbegrenzt, die Auflage niedrig und die äußere Aufmachung einfach (Maschinenschrift, DIN-A4-Format, dünner Einband).

Diese Art hat aber auch Vorteile. In einem Forschungsbericht wird wenig selektiert; die Studie wird so genau und systematisch wie möglich beschrieben. Kurz gesagt, diese Form der Berichterstattung lehnt sich also noch sehr eng an die ursprüngliche Untersuchung an, und eine Auswahl, die für eine wirkliche Publikation getroffen werden müßte, wird vorerst zurückgestellt. Dabei braucht es aber nicht zu bleiben; ein guter Bericht könnte z. B. in einer Artikelfolge bestehen. Ein Forschungsbericht hat also 2 Funktionen:

- Man legt dem Auftrag-/Geldgeber und den mitwirkenden Kollegen gegenüber Rechenschaft ab.
- Man erschließt eine Quelle für mehr „publikumsgerichtete" Veröffentlichungen.

Auch in der *Dissertation* berichtet der Forscher detailliert über seine Untersuchungen. Die Auflage ist selten höher als 600 Exemplare, der Umfang ist aber meist deutlich größer als der eines Berichts; viele Autoren senden Exemplare an eine große Zahl von Bibliotheken. Weiter ist natürlich der Status einer Dissertation viel höher als der eines Berichts: Jemand, der über ein bestimmtes Thema promoviert hat, gilt jahrelang als „Experte" auf diesem Gebiet.

Es gehört zu den Aufgaben des Promovierenden, nicht nur auf Qualität und Inhalt der Dissertation, sondern auch auf deren Darstellung acht zu geben. Dabei wird sich das Interesse vorzugsweise auf den Textaufbau und nicht so sehr auf die Wortwahl richten. Der Umfang einer Dissertation variiert (in den Niederlanden) von 100 bis deutlich über 200 Seiten. Auch die Aufmachung (und damit die Kosten) kann sehr unterschiedlich sein.

Eine Dissertation hat 2 wichtige Charakteristika:

- sie markiert die Abrundung der akademischen Ausbildung und bildet das Fundament für eine weitere wissenschaftliche Karriere;
- der Autor etabliert sich für eine Reihe von Jahren als „Experte" auf einem bestimmten Gebiet.

Der *Zeitschriftenartikel* ist ein bevorzugtes Medium, um die Studien in einem größeren Kreis bekannt zu machen. Manchmal geht es dabei um eine ziemlich kleine Untersuchung; über ein großes Projekt wird jedoch häufig in einer Artikelserie berichtet, die außerdem keineswegs immer in derselben Zeitschrift erscheint.

Der Zeitschriftenartikel bietet deutliche Vorteile, insbesondere die weite Verbreitung; außerdem entstehen dem Autor keine Kosten.

Die Nachteile: Der Umfang unterliegt starken Begrenzungen. Artikel dürfen i. allg. nicht länger als 12 DIN-A4-Seiten, anderthalbzeilig maschinengeschrieben sein. Der Verfasser hat außerdem mit einer Redaktion zu tun, die den Artikel nicht nur inhaltlich, sondern auch hinsichtlich der Darstellung zu beurteilen wünscht: Auflagen wie „neu strukturieren", „kürzen", „die Zahl der Tabellen reduzieren" und die Anpassung an die „Richtlinien für unsere Autoren" sind fast fester Bestandteil der Antwortschreiben, die der Autor mit der Rückgabe seines Manuskripts erhält. Übrigens betrachten dies nicht alle Autoren als Nachteil. Und schließlich verfügen Zeitschriften häufig über einen Endredakteur, der, nachdem das Manuskript einmal angenommen ist, noch einmal eine stilistische Überarbeitung vornimmt.

Wichtige Merkmale eines Zeitschriftenartikels:

- Man erreicht gegen geringe Kosten ein großes Leserpublikum; durch den geringen Umfang des Artikels kann dies außerdem mit einer gewissen Regelmäßigkeit geschehen.
- Der Wert des einzelnen Artikels ist nicht so groß, aber man kann seinen Wert durch weitere Artikel ausbauen; außerdem gibt es heutzutage die Möglichkeit, über Artikel zu promovieren.

Es ist wichtig, sich darüber klar zu sein, daß ein Untersuchungsbericht nicht dasselbe ist wie die eigentliche Untersuchung. Die Wirklichkeit einer Untersuchung läßt sich niemals vollständig wiedergeben, und jeder Bericht ist per definitionem eine Selektion aus größeren Feldern der Wirklichkeit:

- Ein Bericht ist die vollständigste und wirklichkeitsgetreueste Publikation einer Untersuchung, damit aber auch das „formloseste" Genre.
- In einer Dissertation findet dann zugunsten der Darstellung schon ein großes Maß an Reduktion statt. Der Autor verleiht der Wirklichkeit mehr Form, aber er tut ihr damit gleichzeitig „Gewalt" an.
- Das gleiche gilt in noch stärkerem Maße für einen Artikel von nur ein paar Druckseiten. Die relativ große Zugänglichkeit eines Zeitschriftenartikels kann nur erreicht werden durch eine weitgehende Reduktion der Information über die in Wirklichkeit unternommenen Schritte.

Dies alles bedeutet, daß ein Forschungsbericht zum großen Teil ein *Artefakt* darstellt, das *Produkt* des Verfassers/Untersuchers. Es ist eine Fiktion, daß ein Untersuchungsbericht durch die Untersuchung diktiert sei; es ist der Untersucher/Autor, der den Bericht schafft und ihm seine Form verleiht. Dies erlegt dem Verfasser in der Tat eine große Verantwortung auf, aber er kann das Wissen um diese Dinge auch zu seinem Vorteil nutzen.

Die Auswahl dieser 3 Grundformen muß nicht schwer sein. Im Prinzip muß jede Untersuchung von einigem Umfang durch einen Bericht abgeschlossen werden. Ein solcher Bericht darf „schlecht lesbar" sein, wenn er nur vollständig ist; er stellt eine Quelle dar, aus welcher weitere Publikationen geschöpft werden können. Wenn sich die Studie für eine Dissertation eignet – und das ist oft von vornherein bekannt –, dann ist die Zusammenstellung der Dissertation aus einem solchen Bericht keine schwierige Aufgabe: Es ist eine Frage von Kürzen, Reorganisieren und Reduzieren. Auch kann man aus einem Bericht einen oder mehrere Zeitschriftenartikel herausarbeiten.

Letzteres gilt mutatis mutandis für Dissertationen: Viele Autoren benutzen ihre Dissertation zur Abfassung eines oder mehrerer Zeitschriftenartikel, wodurch sie in einem größeren Kreis Aufmerksamkeit für ihre Studie erreichen.

11.3 Das Grundmuster

Der eigentliche Forschungsbericht besteht aus 4 Teilen: Einleitung, Material und Methode, aus den Ergebnissen und der Schlußbetrachtung.

Die Einleitung

In der Einleitung wird festgelegt, was der Untersuchungsbericht zum Inhalt hat; der weitaus wichtigste Bestandteil der Einleitung ist denn auch die Fragestellung (bzw. Hypothese). Die Fragestellung ist der rote Faden des Berichts, und dessen Bedeutung ist kaum zu überschätzen.

Im Prinzip ist die Fragestellung eines Forschungsberichts identisch mit der Fragestellung der Studie, über die berichtet wird; in der Praxis gilt dies nicht in jedem Falle; dafür gibt es verschiedene Gründe:

- Bei der Abfassung eines Artikels muß man sich meist für eine mehr oder weniger begrenzte Fragestellung entscheiden.
- Wenn ein Teil der Studie mißlingt, z. B. infolge methodischer Probleme, dann ist es wenig reizvoll, den Mißerfolg ausdrücklich ins Rampenlicht zu stellen; man kann dann eine begrenzte Fragestellung wählen und über den mißlungenen Teil in einer Anlage berichten.
- Es ist auch denkbar, daß sich nach der Fragestellung der Untersuchung neue Fragen ergeben, die man in einer Anschlußuntersuchung beantworten kann. Vom Gesichtspunkt der Darstellung aus kann es dann besser sein, die ursprüngliche Studie und die Folgeuntersuchung als ein Ganzes zu beschreiben; die ursprüngliche Fragestellung wird dann erweitert.

Der Sinn solcher Manipulationen besteht immer in einer optimalen Darstellung der Studie und sicher nicht in der Unterschlagung von Mißerfolgen. Man tut dann auch gut daran, solche Eingriffe im Text sorgfältig zu begründen.

In der Einleitung können weiter zur Sprache kommen: Anlaß, Motive, Zielvorstellungen etc. Eine Diskussion der zitierten Literatur gehört ebenfalls zur Einleitung, im Prinzip aber nur so weit, wie die Literatur für die Formulierung der Fragestellung von Belang ist.

In einem Artikel benötigt dies alles nicht mehr als 2 Druckspalten, in einer Dissertation kann sich die Einleitung über einige -zig Seiten hinziehen; v. a. kann das Literaturverzeichnis gelegentlich sehr ausführlich sein.

Material und Methode

In diesem Abschnitt wird eingehend begründet, wie die Studie entworfen und durchgeführt wurde. Es geht dabei um alle notwendigen Informationen, die erforderlich sind, um die durchgeführten Schritte kontrollieren und die Untersuchung reproduzieren zu können. Es werden also Themen besprochen wie Population, Stichprobenauswahl, Definitionen, Gewinnung der Daten, statistische Techniken, benutzte Geräte und Meßinstrumente.

In der Praxis wird man sich meist auf einige wichtige Dinge beschränken, namentlich in einem Zeitschriftenartikel. Das entbindet den Untersucher aber nicht von der Pflicht, die angewandten Methoden sorgfältig zu dokumentieren, vorzugsweise in einem Forschungsbericht.

Es ist empfehlenswert, die Fragestellung als Leitlinie für die Darstellung der Methoden zu benutzen.

Die Ergebnisse

Soweit relevant, beginnt der Teil „Ergebnisse" mit der Besprechung von Responses oder Non-Responses.

Die eigentlichen Ergebnisse sollten anhand der Fragestellung beschrieben werden. Das heißt, daß an dieser Stelle die Fragestellung gewissenhaft beantwortet wird: Keine Teilfrage bleibt unbeantwortet, und es wird keine Antwort auf Fragen gegeben, die nicht gestellt waren. Weiter sollten die Ergebnisse an dieser Stelle nicht analysiert werden, es sei denn, dies sei für die Verständlichkeit und die weiteren Ausführungen unerläßlich. Ein großer Teil der Ergebnisse wird in Form von Tabellen wiedergegeben. Eine Überschneidung von Text und Tabellen ist unvermeidlich, aber es ist nicht angemessen, alle Zahlen der Tabellen im Text zu wiederholen. Der Text sollte auch ohne Tabellen lesbar sein: Man fasse die Tabellen in wenigen Sätzen zusammen; die Tabellen bilden den Beweis oder die Illustration dessen, was im Text gesagt ist.

Die Schlußbetrachtung

Diese beginnt mit einer Evaluation der Untersuchung selbst: Tragweite der Resultate, Beschränkung der benutzten Methoden, Non-Responses, Eindeutigkeit der Ergebnisse etc.

Weiter kann man auf die Bedeutung der Ergebnisse im Licht der bereits vorliegenden Literatur eingehen; eine Wiederholung dessen, was bereits in der Einleitung gesagt wurde, muß dabei weitmöglichst vermieden werden.

Danach kann man eine Aussage über den neuesten Stand der Dinge machen im Sinne von „mit der vorliegenden Untersuchung haben sich ernstzunehmende Zweifel ergeben" und neue Fragestellungen oder Hypothesen formulieren. Dabei hüte man sich vor Spekulationen, die sich allzuweit von der eigentlichen Untersuchung entfernen.

Abschließend sollte man an eine Reihe praktischer Schlußfolgerungen denken, die man am besten in Form einiger Punkte zusammenfaßt.

In diesem Modell ist die strikte Trennung der 4 Teile essentiell. Die Untersuchungsergebnisse gehören eindeutig nicht zur Methodik; umgekehrt gehört eine Beschreibung der Methodik nicht zum Abschnitt Ergebnisse ebensowenig wie die Interpretation der Ergebnisse.

Diese Trennung macht auf viele unerfahrene Autoren einen grundlos künstlichen Eindruck, und sie betrachten diese vorgeschriebene Strukturierung eher als eine Zwangsjacke als als eine sinnvolle Richtschnur. In der Praxis impliziert dieses Modell jedoch eine äußerst nützliche Schreib-, Lese- und Untersuchungsdisziplin. Eine konsequente Anwendung dieser Strukturierung führt zu einem transparenten Untersuchungsbericht: kontrollierbar, ohne Doppelbödigkeit und offen für Kritik.

11.4 Tabellen und Abbildungen

Eine Untersuchung liefert oft große Mengen quantitativen Materials. Dies wird in unbearbeiteter Form meist nicht wiedergegeben – höchstens in Anlagen; aber auch nach einer Bearbeitung ist die Menge der Zahlen noch so groß, daß sie einer besonderen Ordnung bedürfen. Diese Ordnung wird durch Tabellen erreicht, in denen die Informationen übersichtlich geordnet sind.

Es geht dabei nicht darum, möglichst viele Informationen in eine Tabelle zu pfropfen; je weniger sie enthält, desto besser die Lesbarkeit der Tabelle. Man sollte dabei folgende Richtlinien und Ratschläge berücksichtigen:

- Versuchen Sie, eine komplizierte Tabelle in zwei oder mehrere einfachere Tabellen aufzuteilen.
- Trennen Sie klar zwischen Prozentzahlen und absoluten Zahlen.
- Lassen Sie bei Prozentwerten die Ziffern hinter dem Komma weg.
- Geben Sie bei der Dichotomie (z.B. ja/nein) nicht die Prozentwerte für beide Alternativen an (also 37% und 63%).
- Formulieren Sie die Überschrift kurz und informativ; eine Wiederholung dessen, was aus den Rubriken ohne weiteres deutlich wird, z.B. Alters- und Geschlechtsverteilung, ist nicht notwendig.
- Geben Sie in der Überschrift keine ausführlichen Erklärungen zu der Tabelle; diese können, falls nötig, am Fuß der Tabelle stehen.
- Machen Sie keine Tabelle, in der nur wenige Zahlen bzw. nicht mindestens 2 Spalten stehen; Aufzählungen und einzelnen Zahlenangaben gehören in den Text.
- Machen Sie in einer Tabelle sparsam von waagerechten Linien Gebrauch und benutzen Sie grundsätzlich keine senkrechten Linien.
- Statistische Tests müssen kontrollierbar sein.
- Abbildungen (z.B. Säulendiagramme oder Zeitachsen) liefern weniger genaue Informationen als Tabellen, die Information kann jedoch durch diese Darstellung besser zugänglich sein. Schlecht gezeichnete Abbildungen und unzulängliche Beschriftungen stiften oft mehr Verwirrung als Klarheit.
  Wählen Sie eine Abbildung dann, wenn es primär um die Illustration einer Entwicklung (z.B. starke Zunahme) oder um das Verhältnis einer Reihe von Größen geht (und nicht um den genauen Umfang einer Variablen). Sobald Sie annehmen, der Leser solle der Abbildung auch exakte Zahlen entnehmen, verdient eine Tabelle den Vorzug.
  Es ist sinnvoll, in Zweifelsfällen zuerst sowohl eine Tabelle als auch eine Abbildung herauszustellen und sich dann für eine von beiden zu entscheiden.

11.5 Literaturhinweise

Es gibt 2 Systeme von Literaturhinweisen: Das Harvard- und das Vancouver-System.

Beim Harvard-System arbeitet man mit dem/den Namen des/der Autoren, der/die mit dem Jahr der Veröffentlichung versehen, in Klammern hinter den betreffenden Text gestellt wird/werden. Dies hat den Vorteil, daß die Informationsquelle immer klar ist. Der Nachteil besteht in einer gelegentlich exorbitanten Aufzählung von Namen und Jahreszahlen, die der Lesbarkeit nicht förderlich ist. Zu diesem System gehört ein alphabetisch geordnetes Literaturverzeichnis.

Das Vancouver-System arbeitet mit numerischen Hinweisen, wobei die Reihenfolge der Hinweise die Numerierung bestimmt.[1] Dies fördert die Lesbarkeit des

---

[1] Anm. des Springer-Verlags: Wir bitten unsere (Buch)autoren, auch numerierte Verzeichnisse alphabetisch zu ordnen; es gibt hierfür - wie für andere Aspekte der Manuskriptform - Verlagsrichtlinien.

Textes. Der Nachteil, der darin liegt, daß die Information über die Quelle weniger direkt verfügbar ist, kann dadurch ausgeglichen werden daß man in bestimmten Fällen (z. B. bei Quellenangaben) auch den Autorennamen angibt.

Zum Vancouver-System gehört ein nach der Reihenfolge geordnetes Literaturverzeichnis. Durch seinen Aufbau erhält dieses Verzeichnis einen mehr oder weniger systematischen Charakter. In der Praxis ist dieser Vorteil jedoch kaum relevant.

Die Wahl zwischen beiden Systemen liegt bei Zeitschriftenartikeln mehr oder weniger fest: Alle wichtigen Zeitschriften haben sich für das Vancouver-System entschieden. Im Fall der Kürze von Zeitschriftenartikeln ist dagegen nichts einzuwenden.

Anders liegen die Dinge bei Berichten und Dissertationen. Einerseits wird man sich vom Gesichtspunkt der Einheitlichkeit aus gern dem Vancouver-System anschließen, andererseits werden die Einwände gegen dieses System bei einer umfangreichen Publikation stärker: Die große Zahl von Hinweisen kompliziert die Organisation der Numerierung, und die Fehlermöglichkeiten werden größer; das Literaturverzeichnis als selbständiges Dokument wird weniger brauchbar.

Der letzte Einwand läßt sich dadurch entkräften, daß man neben einem numerischen auch ein alphabetisches Literaturverzeichnis aufnimmt. Man kann auch an numerische Literaturverzeichnisse für jedes Kapitel denken und ein alphabetisches Register für das Gesamtwerk.

Beim Schreiben der Arbeit benutzt man am besten so lange wie möglich das Harvard-System. Erst nach der Fertigstellung des Berichts werden dann ggf. die Zahlen eingefügt.

Die Vancouver-Richtlinien stellen auch spezielle Anforderungen an die Wiedergabe der Titel, die sich u. a. durch einen sparsamen Gebrauch von Punkten äußern. Weiter werden für die Namen der Zeitschriften die Abkürzungen der amerikanischen National Library of Medicine benutzt (genauso wie im Index medicus). Vom Gesichtspunkt der Einheitlichkeit aus ist es wünschenswert, diese Richtlinien auch bei der Benutzung der Harvard-Methode zu befolgen.

Einige Autoren entscheiden sich für ein alphabetisches Literaturverzeichnis, das fortlaufend numeriert ist; diese Numerierung wird dann in den Text eingefügt. So kann die erste Reihe der Hinweise zum Beispiel lauten: 2, 21, 58, 63, 138, 164. Bei einer korrekten Anwendung der Vancouver-Systematik würde das 1–6 sein. Sowohl in optischer Hinsicht als auch aus Gründen der Bequemlichkeit für den Leser wäre die zweite Form der Notierung vorzuziehen, aber auch hierbei wird sich gelegentlich noch eine Zahlenorgie ergeben, namentlich zum Schluß des Buches oder Berichts.

11.6 Die Zusammenfassung

Ein Bericht oder eine Dissertation wird durch eine Zusammenfassung abgeschlossen; bei einem Artikel steht die Zusammenfassung i. allg. vor dem eigentlichen Bericht über die Studie. Die Zusammenfassung hat große Bedeutung: Es geht hier – neben dem Titel und dem Autorennamen – um den meistgelesenen Teil der

Berichterstattung. Es ist dann auch der Mühe wert, diesem Teil besondere Aufmerksamkeit zu widmen.

Die Erstellung einer Zusammenfassung scheint in der Praxis nicht einfach. Viele Autoren nehmen Zuflucht zur Beschreibung der *Form* ihres Untersuchungsberichts. Das führt zu Sätzen wie: „Nach Besprechung der Literatur folgt eine Übersicht über die Methodik . . .“ und „Anhand einer kritischen Betrachtung der Ergebnisse wurde auf die praktischen Schlußfolgerungen eingegangen . . .“. Solche Zusammenfassungen haben wenig Sinn: Die Form eines Untersuchungsberichts ist ja doch in großen Zügen immer die gleiche: worum es geht, ist der Inhalt.

Ein weiteres Problem ergibt sich daraus, daß man kaum in der Lage ist, den Inhalt in gedrängter Form vollständig wiederzugeben. Dies ist aber auch nicht der Sinn und Zweck: In der Zusammenfassung geht es nicht um Vollständigkeit, sondern um die Hauptsache.

Versuchen Sie nicht, den Text Zeile für Zeile zusammenzufassen. Der erste Entwurf läßt sich viel besser aus dem Kopf machen, ohne den ursprünglichen Text zu Rate zu ziehen; Korrekturen kann man später immer noch anbringen. Achten Sie weiter darauf, daß ein konsistentes Ganzes entsteht: Ein Bericht, der für sich allein – ohne weitere Erklärungen – verständlich ist. Wenn der Text diesen Anforderungen genügt, kann man ihn verdichten: Formulierungen präziser fassen, überflüssige Wörter streichen, einen effizienteren Stil einführen etc. Bei der Zusammenfassung eines Artikels kann man außerdem von folgender allgemeiner Faustregel ausgehen: Man verwende in der Zusammenfassung einen Satz für die Fragestellung, ein bis zwei Sätze auf die Methodik, zwei oder drei Sätze auf die Ergebnisse und vielleicht einen Satz auf die Schlußbetrachtung.

11.7 Anlagen (Anhang)

In einem Bericht kann man grundsätzlich alles als Anlage aufnehmen; dies gilt auch für Dissertationen; dabei spielt lediglich der Kostenaspekt eine Rolle. Bei Wiederholungs- oder experimentellen Studien gebührt wichtigem Material anderer Forscher auf jeden Fall ein Platz im Anhang.

Für Zeitschriftenartikel gibt es für einen Anhang nur begrenzte Möglichkeiten; es ist deshalb empfehlenswert, das Ausgangsmaterial der Untersuchung so zu ordnen, daß man anderen Forschern Auskunft über die gewünschten Informationen erteilen kann.

11.8 Praktische Hinweise

– Nicht zufällig haben wir in diesem Kapitel Stil und Wortwahl unberücksichtigt gelassen; dabei geht es um die am wenigsten lehrbaren und faßbaren Aspekte des Schreibens. Interessierten Autoren kann ein Buch gute Dienste leisten, nämlich „Schrijfwijzer“, von J. Renkema [21]. In manchen Fällen wird jedoch empfohlen, sich bei erfahrenen Autoren Rat zu holen oder die Dienste eines professionellen Textredakteurs in Anspruch zu nehmen.

- Ein Textverarbeiter (ein PC mit einem Textverarbeitungsprogramm) ist ein wichtiges Hilfsmittel, mit dem der Autor seinen Output vergrößern und seine Frustration in Grenzen halten kann.
- Die Kommentare von Kollegen sind wertvoll, aber nur in beschränktem Umfang. Sie zielen häufig auf den Inhalt und geben wenig Feedback hinsichtlich der Darstellung.
- Man versuche, das eigene Produkt als das eines anderen zu betrachten: Ist es dann noch genauso interessant? Würde man einen solchen Artikel lesen? Wenn nein, warum nicht?
- Bei Entwurf und Durchführung einer Untersuchung ist eine stark hierarchische Strukturierung wünschenswert. Diese Gliederung wird sich dann auch meist in dem vorläufigen Bericht über eine Studie wiederfinden (1.3.5.1, 1.3.5.2; 1.3.6.1 etc.). Eine so konsequent durchgehaltene Hierarchie fördert nicht gerade die Lesbarkeit. Bei einem Bericht wiegt dieser Einwand nicht so schwer, bei einer Dissertation ist man jedoch gut beraten, sich beim ersten Entwurf auf nur zwei Einteilungen zu beschränken (Kapitel und Abschnitte). Daneben gibt es noch zwei Möglichkeiten:
- eine Obereinteilung (Teil I, Teil II etc.);
- nichtnumerierte Unterabschnitte. In einem Artikel schließlich benutzt man nichtnumerierte Zwischenüberschriften.
- Sehen Sie eine Reihe von Untersuchungsberichten der letzten 3 Jahrgänge einer bekannten Zeitschrift durch. Achten Sie dabei auf alle in diesem Kapitel genannten Aspekte. Machen Sie das gleiche bei einer Reihe jüngst erschienener Dissertationen. Versuchen Sie herauszufinden, inwieweit sie den hier genannten Aspekten genügen und, falls nein, welche Folgen sich dabei für die Lesbarkeit ergeben.
- Man halte sich vor Augen, daß ein Untersuchungsbericht etwas anderes ist als eine Chronologie der Studie: Die relevanten Teile der Studie werden nach bestimmten Konventionen in einer bestimmten Gliederung dargestellt.
- Allgemeine Bücher über schriftliche Rapporte haben nur einen begrenzten Sinn und Zweck; sie sind zu ausführlich, um für eine bestimmte Gruppe einen Sinn zu haben. Für ärztliche Autoren ist zu empfehlen: „How to write and publish papers in the medical sciences" [15].
- Befassen Sie sich intensiv mit den „Uniform requirements for manuscripts submitted to biochemical journals" (Vancouver-Stil); die *Nederlands tijdschrift voor Geneeskunde* versendet auf Anforderung gratis eine Übersetzung dieser Richtlinien.[2]
- Prüfen Sie zu vorgegebenen Zeiten, ob der in Vorbereitung befindliche Bericht den verschiedenen Richtlinien entspricht.
- Versuchen Sie grundsätzlich zu vermeiden, zweimal (oder gar öfter) dasselbe mitzuteilen. Wenn es aber nötig oder wünschenswert ist, dann benutzen Sie möglichst konsequent dieselben Formulierungen; abweichende Formulierungen

---

[2] Anm. des Springer-Verlags: Das gleiche gilt für die entsprechenden Richtlinien unseres Hauses.

- z. B. bei der Fragestellung - bereiten dem Leser unnötige Zweifel und Unsicherheiten.
- Schreiben heißt kürzen. Bevor man kürzen kann, muß man allerdings erst schreiben. Zögern Sie deshalb nicht, anfangs viel zu notieren.

11.9 Zusammenfassung

Dieses Kapitel behandelt folgende Aspekte der Berichterstattung über allgemeinmedizinische Untersuchungen:

- die Wahl der Zielgruppe („allgemeines Publikum" vs. Experten) und die sich daraus ergebenden Konsequenzen für die Art der Darstellung;
- die 3 Arten eines Untersuchungsberichts: Bericht, Dissertation und Zeitschriftenartikel;
- das Grundmuster des Untersuchungsberichts: Einleitung, Material und Methode, Ergebnisse, Schlußbetrachtung;
- die Benutzung von Tabellen und Abbildungen;
- Literaturhinweise und -verzeichnis: eine Erörterung des Harvard- und des Vancouver-Systems;
- die Zusammenfassung, mit einigen Hinweisen für deren Durchführung;
- die Anlagen bzw. der Anhang.

Den Abschluß des ganzen Kapitels bilden eine Reihe praktischer Hinweise.

Glossar

Aktionsstudie
(s. Evaluationsstudie)

Alternativhypothese
ist eine statistische Vorhersage der erwarteten Ergebnisse in Form einer Ungleichung. Die Formulierung der Alternativhypothese (H1) nimmt bezug auf die Nullhypothese (H0). Die Differenz der in beiden Hypothesen genannten Zahlenwerte bestimmt den minimal relevanten Unterschied zwischen H0 und H1, den man akzeptieren kann, um H0 zu verwerfen (s. auch *statistische Relevanz*).

Analyseeinheit
nennt man das Untersuchungsobjekt, über welches der Untersucher zur Beantwortung der Fragestellung eine Aussage beabsichtigt.

Analysevariable
ist die Variable, deren Analyse zur Beantwortung der Fragestellung untersucht wird. Häufig ist dies eine abgeleitete Variable, d.h. eine Variable, die das Ergebnis der Bearbeitung des primären Untersuchungsmaterials darstellt (s. auch *Meßeinheit*).

Arithmetisches Mittel
ist ein Maß für die zentrale Tendenz, das sich aus der Summe der Werte aller Untersuchungseinheiten dividiert durch deren Anzahl ergibt.

Assoziation, Grad der
ist der Gradmesser für die Korrelation von zwei Variablen auf einem ordinalen oder nominalen Meßniveau. Die Assoziation variiert meist von -1 bis $+1$. Liegt der Zahlenwert dicht bei Null, dann spricht man von Unabhängigkeit der Variablen voneinander.

Beobachtung
stellt eine Art der Datenerhebung dar, bei der man zuvor festgelegten Kriterien Beobachtungen an den Untersuchungeobjekten hinsichtlich bestimmter Variablen vornimmt und bei der man dann den Untersuchungsobjekten hinsichtlich der betreffenden Variablen bestimmte Werte zuordnet.

Beobachtungstechniken
nennt man die Techniken, mit deren Hilfe man die Studienobjekte untersucht bzw. beobachtet.

Berkson-Trugschluß
Dieser Ausdruck umschreibt eine Form der Selektion, die sich ergibt, wenn verschiedene Untersuchungseinheiten unterschiedliche Chancen haben, in eine Stichprobe aufgenommen zu werden.

Codebuch
ist eine Anleitung, die angibt, in welche Rubrik jeder Befund einzutragen ist.

Confounding
ist die Störwirkung einer dritten Variablen, des sog. „Confounders", auf die Relation zweier Variablen zueinander. Von Confounding ist die Rede, wenn die Störvariable sowohl mit der abhängigen als auch mit der unabhängigen Variablen korreliert.

Datenmatrix
ist die rudimentäre Form einer Tabelle, die alle Untersuchungsbefunde enthält. In den waagerechten Zeilen dieser Tabelle stehen die Meßwerte jeder Untersuchungseinheit aller Variablen, in den senkrechten Rubriken stehen von jeder Variablen die Werte aller Untersuchungseinheiten.

Deduktion
ist die Ableitung bestimmter Phänomene und ihr Zusammenhang aus theoretischen Überlegungen. Diese Ableitung mündet in empirisch überprüfbare Prognosen über diese Phänomene.

Deskriptive Statistik
behandelt die statistischen Möglichkeiten, Untersuchungsbefunde prägnant zusammenzufassen und darzustellen. Sie bezieht sich demnach auf die Reihenfolge, das Zählen und die Wiedergabe des Untersuchungsergebnisses.

Deskriptiver Zusammenhang
ist der Zusammenhang zwischen zwei Variablen, der nicht so sehr kausal zu sehen ist, sondern vielmehr empirisch das Vorkommen einer Variablen innerhalb bestimmter soziodemographischer Kategorien beschreibt.

Diskriminanzanalyse
ist eine multivariante Technik, mit deren Hilfe man feststellen kann, inwieweit eine Reihe von unabhängigen Variablen einer vorher festgelegten Einteilung der Analyseeinheiten in die Kategorien der abhängigen Variablen folgt.

Einseitigkeit infolge eigener Präferenzen
nennen wird das Phänomen, daß sich der Forscher bei der Formulierung einer Fragestellung und dem Entwurf eines Forschungsprojekts von eigenen Werturteilen und/oder Voreingenommenheiten leiten läßt.

Einseitigkeit, empirische,
besteht darin, daß das Thema einer Untersuchung mehr durch die technischen
Möglichkeiten der Datenerfassung als durch seine theoretische oder gesellschaftliche Relevanz bestimmt wird.

Einseitigkeit, theoretische,
liegt vor, wenn sich der Untersucher nicht um die Übertragbarkeit seiner Fragestellung in meßbare Größen kümmert.

Empirischer Zusammenhang
ist eine Beziehung von zwei Variablen zueinander, bei der die Auswirkung der
einen Variablen auf die andere nicht bekannt ist.

Empirischer Zyklus
ist die Aufeinanderfolge wissenschaftlicher Aktivitäten mit dem Ziel der Wissen-
vermehrung, wobei sich Exploration und Überprüfung innerhalb eines bestimmten Wissensgebietes abwechseln.

Evaluationsstudie
bedeutet eine analytische Studie ohne Kontrollgruppe, bei der man untersucht, ob
ein beabsichtigter Effekt durch bestimmte Maßnahmen oder Stimuli auch erzielt
wird. Solche Studien nennt man auch Aktionsstudien.

Experimentelle Gruppe
Diese wird in einem Experiment, das die Kausalität einer Variablen untersuchen
soll, diesem experimentellen Faktor ausgesetzt.

Experimentelle Studien
stellen einen Typus von Untersuchungen dar, bei denen über das Thema bereits
das eine oder andere bekannt ist. Die schon vorliegenden Kenntnisse werden
dabei in empirisch verifizierbare Hypothesen umgesetzt, die dann eine Testung
ermöglichen.

Experimentelle Studien, analytische,
stellen eine Variante der experimentellen Studien dar, bei denen die Fragestellung
auf den Vergleich zwischen dem Kausalzusammenhang bestimmter Erscheinungen untereinander mit den bereits vorliegenden Erkenntnissen zielt.

Experimentelle Studien, deskriptive,
stellen eine andere Variante experimenteller Studien dar, bei der sich die Fragestellung auf den Vergleich zwischen Art und Auftreten und/oder Häufigkeit
bestimmter Erscheinungen und den bereits vorliegenden Erkenntnissen richtet.

Explorative Studien
Diese Art von Studien ist indiziert, wenn über ein Thema wenig empirische oder
theoretische Erkenntnisse vorliegen. Die Fragestellung ist bei diesen Studien ziemlich vage, der Entwurf der Studie breit angelegt: Man nimmt in solche Untersuchungen relativ viele Variable auf.

Explorative Studien, analytische,
sind eine Spielart explorativer Studien, bei der sich die Fragestellung auf die
Suche nach einer Reihe von Erklärungsmöglichkeiten eines oder mehrerer Phänomene richtet.

Explorative Studien, deskriptive,
sind ebenfalls eine Variante der vorgenannten Art von Studien, bei der sich die
Fragestellung ausschließlich auf die Beschreibung eines oder mehrerer Phänomene richtet, ohne diese zu analysieren.

Faktorenanalyse
ist ein multivariantes statistisches Verfahren, das Variable, die inhaltlich gleich
sind (zu einer zugrundeliegenden Dimension gehören), zu *einem* Faktor zusammenfaßt. Aufgrund der Ähnlichkeit dieser Variablen benennt man den Faktor
inhaltlich, woraus sich eine Variable auf einem höheren Niveau ergibt. Ob man
eine Variable einem bestimmten Faktor zurechnen kann, hängt von der Höhe ihrer
Faktorladung ab. Sie bestimmt das Gewicht einer Untersuchungseinheit für die
neu geschaffene Variable (Faktorwert).

Falschnegativ
ist die relative Anzahl der durch eine Testmethode zu Unrecht als gesund bezeichneten Personen.

Falschpositiv
ist die relative Anzahl der durch eine Testmethode zu Unrecht als krank bezeichneten Personen.

Fehler 1. und 2. Ordnung
liegen vor, wenn bei der statistischen Testung entweder H0 (Fehler erster Ordnung) oder H1 (Fehler zweiter Ordnung) zu Unrecht verworfen werden.

Feldstudie
ist die Phase eines Forschungsobjekts, in der die Untersuchungsergebnisse erhoben und gesammelt werden. In dieser Phase tritt der Untersucher mit den Testpersonen bzw. mit den Untersuchungsobjekten in Kontakt, um die notwendigen Messungen durchzuführen.

Feldversuch
ist ein Experiment, bei dem die Laborsituation des reinen Experiments in der Realität weitmöglichst nachzuahmen versucht wird.

Fragestellung
meint die schlüssige Formulierung der Frage, die eine Studie beantworten soll.
Aus dieser Formulierung muß hervorgehen, ob es sich um eine Beschreibung oder
Analyse oder aber um eine Testung oder Exploration eines bestimmten Phänomens handelt. In Abhängigkeit vom Ausmaß der Abstraktion einer Fragestellung
müssen oft unterschiedliche Teilaspekte formuliert werden. In einer experimentellen Studie werden diese in Form einer Hypothese ausgedrückt.

Gesellschaftliche Relevanz
ist der Nutzen einer Studie für die Öffentlichkeit.

Häufigkeitsverteilung, Darstellung der,
ist die zahlenmäßige Wiedergabe der Verteilung der Untersuchungseinheiten auf
die verschiedenen Kategorien (Werte) einer Variablen. Diese kann man u.a. grafisch mit Hilfe von Säulendiagrammen, Histo- oder Kreisdiagrammen oder Häu-
figkeitspolygonen wiedergeben.

Häufigkeitsverteilung, statistische,
ist die relative Verteilung der Werte, die eine Variable in einer Population annehmen kann. Diese empirischen Verteilungsmuster folgen häufig mathematischen
Verteilungsmustern, wie z.B. der Normalverteilung, der exponentiellen oder der
binominalen Verteilung.

Hypothesen
sind Vermutungen über das Auftreten oder die Art von Erscheinungsbildern, aber
auch über die Relation bestimmter Phänomene zueinander, woraus sich konkrete
Vorhersagen ableiten lassen, die eine Testung der Hypothesen ermöglichen (s.
auch *Fragestellung*).

Induktion
ist ein Vorgang, der aufgrund der Untersuchung des Auftretens und des Zusammenhangs von bestimmten Variablen theoretische Vorhersagen möglich macht.

Induktive Statistik
beschäftigt sich mit der auf wahrscheinlichkeitstheoretischen Grundlagen basierenden Verallgemeinerung von Stichprobenergebnissen.

Interaktion
bezeichnet das Phänomen, daß eine Variable die Relation von zwei anderen Variablen zueinander beeinflußt oder, anders ausgedrückt, daß die Relation von zwei
Variablen zueinander in zwei verschiedenen Subpopulationen differiert.

Kausalzusammenhang
ist die Relation von zwei Variablen zueinander in der Weise, daß eine Änderung
der einen Variablen eine Änderung der anderen hervorruft.

Klassifikation
ist die Ordnung von Meßergebnissen in einem Klassifizierungssystem. Bei einer
offenen Klassifikation gibt es (noch) keine Einteilungskriterien für die einzelnen
Klassen. Im entgegengesetzten Fall spricht man von einem geschlossenen Klassifi-
kationssystem.

Kohortenstudie
stellt eine Form von Längsschnittstudie dar, bei der mindestens zwei Kohorten
verfolgt werden, deren eine einem bestimmten Faktor ausgesetzt war, die andere

hingegen nicht. Mit anderen Worten, man geht der Frage nach den Auswirkungen eines bestimmten Faktors nach. Bedient man sich dabei bereits vorliegenden Datenmaterials, spricht man von einer historischen Kohortenstudie. Im anderen Fall sprechen wir von einer prospektiven Kohortenstudie.

Kontrollgruppe
ist diejenige Untersuchungspopulation, die dem experimentellen Faktor nicht ausgesetzt wird, wenn man in einem Experiment die Kausalität dieser Variablen beweisen will.

Korrelation
ist ein Maß für die Höhe der Abhängigkeit von zwei Variablen voneinander, die auf einem ordinalen oder höheren Meßniveau liegen. Meist liegen die Korrelationskoeffizienten zwischen -1 und $+1$. Der Koeffizient ist gleich Null, wenn beide Variable unabhängig voneinander sind, wenn also eine Korrelation fehlt.

Kovarianzanalyse
ist eine Spielart der Varianzanalyse, bei der die Auswirkung möglicher Störvariablen korrigiert wird (Kovarianten).

Kreuztabellen
geben die mehrfachen Häufigkeitsverteilungen von zwei oder mehreren Variablen wieder. Es wird pro Kategorie (Wert) der einen (unabhängigen) Variablen die Häufigkeitsverteilung der anderen (abhängigen) Variablen angegeben.

Kritische Grenze
bedeutet die Trennungslinie zwischen zwei Verteilungen möglicher Stichprobenergebnisse, mit deren Hilfe man sich in Verbindung mit den Stichprobenergebnissen für die Annahme von H1 oder H0 entscheidet.

Matching
(Angleichen) bezeichnet die paarweise Gleichsetzung einer Kontroll- und einer experimentellen Gruppe hinsichtlich der Merkmale, die die Variable beeinflussen können, die aber in der Studie nicht untersucht werden (Störvariable).

Median
bezeichnet die zentrale Tendenz, die die Untersuchungseinheiten hälftig teilt, wenn deren Werte der Größe nach geordnet sind.

Messen
bedeutet das Zuerkennen eines Wertes an ein Untersuchungsobjekt hinsichtlich einer bestimmten Variablen.

Meßeinheit
ist die Einheit, die einer Messung unterzogen wird. Sie betrifft demnach die Messung des primären Untersuchungsmaterials, aus dem noch keine Analysevariablen abgeleitet wurden (s. auch *Analysevariable*).

Meßinstrument
ist ein Arbeitsmittel, mit dessen Hilfe man bestimmten Untersuchungsobjekten
hinsichtlich bestimmter Variablen einen Wert beimessen kann. Das Meßinstrument kann sehr eng gefaßt sein, wenn es einen Apparat, einen Test, einen Fragebogen oder einen Beobachter trifft. Bei Untersuchungen, bei denen Analyse- und
Untersuchungseinheit identisch sind, benutzt man i.allg. Meßinstrumente im
engeren Sinn. Die Bezeichnung kann aber auch in einem weiteren Sinn angewandt
werden, sie bezieht sich dann auf das ganze System von Beobachtungen, mit deren
Hilfe man den Untersuchungsobjekten bestimmte Werte zuerkennen kann. Dies
ergibt sich u.a. dann, wenn Analyse- und Untersuchungseinheiten nicht identisch
sind.

Meßniveau
ist der Maßstab für eine Variable, der bestimmend ist für die Möglichkeiten der
rechnerischen Bearbeitung dieser Variablen. Man unterscheidet 4 Meßniveaus,
und zwar von unten nach oben: das nominale, das ordinale, das Intervall- und das
Ratio-Meßniveau.

Meßvariable
bezeichnet eine Variable, deren Werte unmittelbar ohne Aufbereitung aus dem
Rohmaterial zu entnehmen sind.

Modal
bedeutet das Maß für die zentrale Tendenz einer Variablen, das durch den Wert
der am häufigsten vorkommenden Kategorie bestimmt wird.

Multivariante Analysetechniken
sind solche, die die Untersuchung durch Korrelation von mehreren Variablen miteinander erlauben.

Non-Response
bezeichnet den Teil der Testpersonen, von denen eine Information nicht zu erhalten ist (z.B. wegen Umzugs, Verweigerung etc.).

Nullhypothese
bezeichnet die Vorhersage über den Zahlenwert eines Untersuchungsergebnisses
einer Population mit dem Zweck, diese Vorhersage mittels dem in einer Stichprobe gefundenen Wert zu testen. Die Nullhypothese wird durch eine Gleichung
ausgedrückt. Dies bedeutet, daß die Ergebnisse einer Population denen einer
Stichprobe gleichgesetzt werden (vgl. auch *Alternativhypothese*).

Objektivitätsprinzip
ist die Forderung, daß sich der Forscher bei Entwurf und Durchführung seiner
Studie nicht von der eigenen Meinung, von Präferenzen, Wünschen, Gefühlen
oder Vorurteilen leiten lassen darf.

Operationalisieren
nennt man die Präzisierung der Begriffe der Fragestellung. Dieser Vorgang mündet in sog. operationale Definitionen; diese Definitionen bezeichnen die meßbar gemachten Begriffe (Variablen), aus denen hervorgeht, welche Variablen für eine Messung in Betracht kommen, an welchen Objekten die Messungen mit welchen Meßinstrumenten durchzuführen sind.

Patienten-Kontroll-Studie
ist eine Art retrospektiver Studie, bei der man von den Auswirkungen her auf mögliche Ursachen zurückzugehen versucht.

Population
ist eine genau definierte Gruppe von Untersuchungseinheiten, auf die eine Studie zielt.

Praktische Relevanz
bezeichnet den Wert einer Studie für die tägliche Praxis.

Präzision
ist die im voraus festgelegte Bandbreite, innerhalb derer Stichprobenwerte streuen dürfen, wenn man deren Ergebnisse verallgemeinern will.

Protokoll
ist die Summe aller schriftlich festgelegten Regeln für die Sammlung der Untersuchungsbefunde.

Punkteschwarm (Scattergram)
ist die Bezeichnung für ein Verteilungsdiagramm, in dem die Werte von zwei Variablen durch Punkte grafisch dargestellt werden.

Quasiexperiment
ist das Bemühen, das exakte labormäßige Experiment nachzuahmen, variierend vom Feldversuch bis hin zur Studie ohne Kontrollgruppe oder Korrelationsstudie.

Randomisierung
ist der Vorgang, der die Testgruppe in Kontroll- und experimentelle Gruppe auf zufällige Art und Weise teilt.

Regression auf den Mittelwert
bezeichnet das Phänomen, daß man nach einer Selektion der Untersuchungsobjekte aufgrund hoher Meßwerte (als Folge natürlicher Variationsbreite) bei einer zweiten Messung der selektierten Gruppe im Mittel niedrigere Meßwerte findet als beim ersten Mal.

Regressionsanalyse
ist eine Analysetechnik, mit deren Hilfe die Werte der abhängigen Variablen aus denen der unabhängigen Variablen prognostiziert werden können. Die multiple

Regressionsanalyse ist eine multivariante Spielart, die die Werte *einer* abhängigen Variablen aus den Werten einer Reihe von unabhängigen Variablen vorherzusagen vermag.

Repräsentativität
ist das Ausmaß, in dem sich ein Untersuchungsergebnis verallgemeinern, d.h. auf die Population, der die Stichprobe entnommen ist, übertragen läßt.

Reproduzierbarkeit
(s. *Zuverlässigkeit eines Meßinstruments*)

Response
betrifft den Teil der für eine Untersuchung in Betracht kommenden Personen, der auch wirklich bereit ist, an der Untersuchung mitzuwirken.

Selektionsbias
ist ein Fehler, der sich ergibt, wenn man Schlußfolgerungen aus den Ergebnissen einer Untersuchung zieht angesichts der Tatsache, daß die Untersuchungspopulation unbeabsichtigt andere Merkmale angenommen hat als ursprünglich beabsichtigt.

Sensitivität
bezeichnet das Verhältnis der Zahl erkannter Krankheiten zur Gesamtzahl existierender Krankheiten. Sensitivität ist ein Gradmesser für die Validität einer Meßmethode.

Signifikanz, Höhe der Wahrscheinlichkeit
ist die noch vertretbare Wahrscheinlichkeit, H0 zu Unrecht zu verwerfen. Diese Fehlermöglichkeit nennt man α oder Fehler erster Ordnung. Das Pendant dazu ist β, demzufolge die Wahrscheinlichkeit, H1 zu Unrecht zu verwerfen.

Spezifität
ist das Verhältnis der Zahl der als gesund deklarierten Personen zur Gesamtzahl der Gesunden. Spezifität ist ein Gradmesser für die Validität einer Meßmethode.

Standardabweichung
ist ein Maß für die Streuung der Meßergebnisse (Werte) einer Variablen um den Mittelwert. Die Standardabweichung ist die Wurzel aus der Varianz.

Standardisierung
ist eine Maßnahme, bei der man mit Hilfe von Gewichtskoeffizienten die Auswirkung des Unterschieds zwischen experimenteller und Kontrollgruppe hinsichtlich bestimmter Variablen neutralisiert.

Statistik, verteilungsfreie,
ist eine Anwendungsmöglichkeit der Statistik, bei der man mit den Methoden der Schätzung oder der Testung arbeitet, ohne die Häufigkeitsverteilung der Variablen einer Studie zu berücksichtigen.

Statistische Relevanz
ist die Divergenz von Zahlenwerten, wie sie in der Null- bzw. der Alternativhypothese formuliert sind.

Statistische Schätzung
ist die Verallgemeinerung von Stichprobenergebnissen, wobei vorher keine speziellen Hypothesen hinsichtlich der Ergebnisse bestanden: Diese Art der Verallgemeinerung findet man vorzugsweise bei explorativen Studien.

Statistische Testung
nennt man den Vorgang, bei dem man sich aufgrund der Stichprobenergebnisse entscheidet, ob H0 oder H1 für die Gesamtpopulation zutrifft. Das Aufstellen der beiden Hypothesen setzt ausreichende Kenntnisse über das Thema der Studie voraus, so daß statistische Testung v. a. bei experimentellen Studien angewandt wird.

Stichprobe
nennt man eine begrenzte Auswahl von Untersuchungseinheiten aus einer größeren Population. Um die Wahrscheinlichkeitstheorie anwenden zu können, muß bei der Auswahl ein Wahrscheinlichkeitsmechanismus eingebaut werden. Beispiele für solche Stichproben sind die Zufalls-, die systematische und die stratifizierte (geschichtete) Stichprobe.

Stichprobenergebnisse, Verteilung der,
Die Häufigkeitsverteilung einer statistischen Menge, die in einer Stichprobe berechnet wird, und zwar auf der Grundlage der Kenntnis einer großen Zahl von Stichprobenergebnissen.

Theoretische Relevanz
nennt man den Beitrag einer Untersuchung zur weiteren theoretischen Untermauerung des Themas einer Studie.

Validität eines Meßinstruments
ist der Grad, in dem ein Meßinstrument wirklich mißt, was gemessen werden soll.

Variable
sind die Merkmale eines Untersuchungsobjekts, die pro Objekt einen unterschiedlichen Wert (Meßergebnis) aufweisen können. Dabei lassen sich unterscheiden:
- unabhängige Variable: Variable, die andere Variable beeinflussen;
- abhängige Variable: Variable, die sich als Folgeerscheinungen unabhängiger Variablen ergeben;
- Störvariable: Variable, die auf die unabhängige und auf die abhängige Variable einwirken; diese Einwirkung ist jedoch nicht Ziel der Untersuchung.

Varianz
ist ein Maß für die Streuung der Meßergebnisse (Werte) einer Variablen um den Mittelwert. Die Summe der Quadrate der Abweichung der einzelnen Meßwerte vom Mittelwert wird durch die Zahl der Meßwerte dividiert.

Varianz, erklärende
ist das Ausmaß, in dem die Variationen der abhängigen Variablen mit Hilfe der unabhängigen Variablen vorhergesagt werden können. Die erklärende Varianz wird in Prozenten ausgedrückt. Der Begriff „erklärende Varianz" ist nicht zu verwechseln mit dem oben genannten Begriff *Varianz:* Im allgemeinen gilt, daß die erklärende Varianz gleich dem Quadrat der Korrelation ist.

Varianzanalyse
ist eine Methode zur Bestimmung des Unterschieds zwischen den Mittelwerten der Kategorien von einer oder mehreren unabhängigen Variablen und den Mittelwerten von einer oder mehreren abhängigen Variablen.

Variationsbreite
ist ein Gradmesser für die Streubreite der Meßergebnisse einer Variablen, die durch die Differenz zwischen dem höchsten und dem geringsten Meßergebnis der betreffenden Variablen gegeben ist.

Verallgemeinerung
ist die Übertragung der Untersuchungsergebnisse von der Untersuchungspopulation auf die Gesamtpopulation, der die Stichprobe entnommen wurde.

Zentrale Tendenz
ist ein Zahlenwert für die Typisierung einer Häufigkeitsverteilung, eines Durchschnittswertes, z.B. arithmetisches Mittel, Modal- oder Medianwert.

Zielvorstellung
ist die schlüssige und bündige Formulierung dessen, was der Untersucher mit der Beantwortung der Fragestellung beabsichtigt. Die Zielvorstellung weist auf die theoretische oder gesellschaftliche Relevanz der Fragestellung hin.

Zuverlässigkeit, statistische,
ist die Treffsicherheit, die man angesichts der Verallgemeinerung von Stichprobenergebnissen auf die Gesamtbevölkerung innerhalb zuvor festgelegter Genauigkeitsgrenzen akzeptiert.

Zuverlässigkeit eines Meßinstruments
bezeichnet die Abhängigkeit der Meßergebnisse von:
- dem Zeitpunkt der Messung,
- dem Untersucher,
- dem zufällig benutzten Modell des Meßinstruments,
- dem Meßobjekt,
- der Untersuchungssituation.
Die Zuverlässigkeit eines Meßinstruments hat Auswirkungen auf die Präzision des Meßergebnisses.

Literatur

1. Anonym (1985) Morbidity figures from general practice. N. U. H. I., Nijmegen
2. Anonym (1980) The Australian therapeutic trial in mild hypertension. Lancet I: 1263–1267
3. Barker ME (1977) Pain in the back and leg: a general practice survey. Rheumatol Rehabil 16: 37–45
4. Brak JAW (1978) Een nieuwe en schnelle methode om medische literatuur op te sporen. Ned Tijdschr Geneesk 122: 635–637
   Cromme P, Blanken K (1978) Over de werkwijze in projecten. Huisarts en Wetenschap 21: 161–163
   Huygen FJA (1974) Het hanteren van medische literatuur. In: Bremer GJ, Es JC van, Hofmans A (Eds) Inleiding tot de huisartsgeneeskunde, 2. Aufl. Stenfert Kroese, Leiden
5. Bruins CP (1973) Het wetenschappelijk onderzoek in de huisartsgeneeskunde moet uit de bestaande impasse worden gehaald. Huisarts en Wetenschap 16: 339–341
6. Chavannes A, Gubbels J, Post D, Rutten G, Red. Thomas S (1983) Acute lage rugpijn in de huisartspraktijk. Huisarts en Wetenschap 26 (Huisarts en Praktijk 7): ter perse
7. Clauss G, Ebner H (1975) Grundlagen der Statistik. Für Psychologen, Pädagogen und Soziologen. VEB Volk und Wissen, Ost-Berlin
8. Cooley NW, Lohnes PR (1971) Multivariante data analysis. Wiley, New York
9. Dijk W van, Lamberts H (1975) De „International Classification of Health Problems in Primary Care". Huisarts en Wetenschap 18: 361–369
10. Dopheide JP (1973) Conferentie Huisarts en Wetenschappelijk onderzoek. Huisarts en Wetenschap 16: 346–348
11. Eijk JThM van, Gubbels J, Koningh D de, Meer K van der, Noort J van (1978) De weekenddienst in Nederland. Nederlands Huisartsen Genootschap, Utrecht
    Eijk JThM van, Gubbels J, Meer K van der (1978) De weekenddienst van huisartsen in Nederland. Med Contact 33: 17–22, 37–41
12. Ende HW van den (1971) Beschrijvende statistiek voor gedrangswetenschappen. Agon Elsevier, Amsterdam Brüssel
13. Groot AD de (1981) Methodologie. Grondslagen van onderzoek en denken in de gedragswetenschappen, 11. Aufl. Mouton, Den Haag
14. Gubbels J, Eijk J van (1980) Heupdysplasie en de betrouwbaarheid van de diagnostiek. Huisarts en Wetenschap 23: 349–351
15. Huth EJ (1982) How to write and publish papers in the medical sciences. ISI press, Philadelphia
16. Lelieveld HH, Lutzeyer W (1980) Maldescensus testis, diagnose en therapie. Ned Tijdschr Geneeskd 124: 2043–2048
17. Mokkink H, Beek M, Eijk J van, Grol R, Huygen F, Meksker P, Mesker-Niesten J, Smits A (1983) Een exploratie van prescriptie- en verwijspatronen van huisartsen. NUHI, Nijmegen
18. Pflanzage J (1972) Allgemeine Methodenlehre der Statistik I, Bd 1, 5. Aufl. Walter de Gruyter, Berlin New York
19. Philipsen H (1973) Huisarts en Wetenschap, of hoe wordt he „loeren en oude hoeren" vervangen door „gissen en missen", ook in de huisartsgeneeskunde. In: Vercruysee EVW, Philipsen H, Dieseriks JPM, Zee J van der (eds) Huisarts en Sociaal Wetenschapelijk Onderzoek. NHI, Utrecht
20. Ree JW van (1981) Het Nijmeegs interventieproject. Katholieke Universiteit Nijmegen, Nijmegen

21. Renkema J (1982) Schrijfwijzer. Staatsuitgeverij, Den Haag
22. Sachs L (1978) Angewandte Statistik. Statistische Methoden und ihre Anwendungen, 5. Aufl. Springer, Berlin Heidelberg New York
23. Sturmans F (1982) Epidemiologie. Theorie, methode en toepassing. Dekker en Van de Vogt, Nijmegen
24. Thomas S (1980) Het zoeken en beoordelen van literatuur. Huisarts en Wetenschap 24: 457–459
25. Ulmer WT (1986) Epidemiologie der Bronchitis. Eine kritische Betrachtung. ÖÄZ 41/13/14: 28–34
26. Verschoor J, Masurel N, Pool J (1979) Elektrocardiografische bevindingen tijdens en na infectie met influenza A. Ned Tijdschr Geneeskd 123: 165–167
27. Weber E (1986) Grundriß der biologischen Statistik. Anwendungen der mathematischen Statistik in Forschung, Lehre und Praxis, 9. Aufl. Fischer, Stuttgart

Sachverzeichnis*

* Mit den Ziffern werden die Unterkapitel angeführt, in denen die wichtigsten Erläuterungen zu den Stichwörtern zu finden sind.